KYSTE SÉREUX DU MÉSENTÈRE,

SON ORIGINE,

SON TRAITEMENT PAR LA MARSUPIALISATION,

Communication présentée à la *Société anatomo-clinique de Lille*,

PAR M. GUERMONPREZ,
MEMBRE HONORAIRE DE LA SOCIÉTÉ.

LILLE,
L. QUARRÉ, ÉDITEUR,
64, GRANDE-PLACE.

1893.

DU MÊME AUTEUR:

Plaies par éclatement des doigts (*Journal des Sciences médicales de Lille*, *Bull. gén. de Thérap. méd. et chir.*, 1881, et *Gaz. des hôp.*, 10 nov. 1881).

Plaies par usure de la main et des doigts (*Journal des Sc. méd. de Lille* et *Thérap. contemp.*, 1881).

Corps étrangers spéciaux aux ouvriers de la métallurgie (*Revue médicale de Toulouse*, nov. et déc. 1882, *Bull. gén. de Thérapeutique* et *Journal des Sc. méd. de Lille*, 1883).

Étude sur les plaies déterminées par les peignes de filature (*Société de Médecine et de Chirurgie de Bordeaux*).

— Le même, traduit en espagnol par le Docteur F. Curòs Alcantara (*Encyclopedia medico-pharmaceutica* de Barcelone, février 1884).

Plaie de l'avant-bras produite par une machine à percer; fracture des deux os avec issue de l'un des fragments; guérison (*Gaz. des hôp.*, 5 sept. 1882, et *J. des Sc. méd. de Lille*).

Étude sur les plaies des ouvriers en bois (*Comm. à la Société de Chirurgie de Paris*, 1883, et *Journal des Sciences médicales de Lille*, 1883).

Sur le pronostic des mutilations de la main (*Lecture faite à la Société de Chirurgie de Paris*, 16 janvier 1884).

Note sur les conséquences d'une plaie par peigne de filature (*Journal des Sc. méd. de Lille*).

Fracture de la colonne vertébrale; réduction des fragments déplacés; retour immédiat de la sensibilité et de la motilité; guérison. (*Bull. méd. du Nord*, 1873, p. 61, et *Gaz. des hôp.* 15-17 avril 1873.)

Manœuvres de réduction appliquées à un cas de traumatisme du rachis (*Ibidem*, 22 févr. 1882. *Union méd.* 1882).

Lésions tardives après un cas de traumatisme du rachis; luxation spontanée de la rotule en dehors; plaie ulcéreuse spéciale sous l'ischion. (*Lecture faite à la Société de Chirurgie de Paris*, 29 nov. 1882, et *Journal des Sc. méd. de Lille*, 1883.)

Pratique chirurgicale des établissements industriels, un vol. de 500 pages, avec 150 figures. Paris et Lille, 1884-87.

Arrachements dans les établissements industriels. (*Bulletin de l'Académie royale de médecine de Belgique*, 3e série, tome XVIII, n° 4)

Notes sur quelques résections et restaurations du pouce. — Paris, 1887.

Essai de cheiroplastie : tentative de restauration du pouce au moyen d'un débris de médius. (*Société de Chirurgie de Paris*, 28 juillet 1886.)

Étude sur les coups de cardes. (*Bulletin de l'Académie royale de médecine de Belgique*, 1886.)

Étuves et chirurgie. (*Société anatomo-clinique de Lille*, 1889 et 1890.) (En collaboration avec M. le Docteur L. Derville.) Le papillome des raffineurs de pétrole. (*Ibidem*,) 1890 et 1891.)

KYSTE SÉREUX DU MÉSENTÈRE,

SON ORIGINE,

SON TRAITEMENT PAR LA MARSUPIALISATION,

Communication présentée à la *Société anatomo-clinique de Lille.*

PAR M. GUERMONPREZ,

MEMBRE HONORAIRE DE LA SOCIÉTÉ.

LILLE,

L. QUARRÉ, ÉDITEUR,

64, GRANDE-PLACE.

1893.

KYSTE SÉREUX DU MÉSENTÈRE

SON ORIGINE

SON TRAITEMENT PAR LA MARSUPIALISATION

PAR M. GUERMONPREZ.

Un kyste du mésentère est, de nos jours encore, presque toujours une surprise. Cependant on en sait quelques symptômes et nos successeurs, mieux informés, feront quelquefois le diagnostic.

Lorsque la nature du kyste est reconnue, le chirurgien se trouve en présence de plusieurs méthodes thérapeutiques; pour le sortir du doute, il faut lui fournir des arguments, des faits, des résultats. Les lecteurs du *Journal des Sciences médicales de Lille* ont remarqué l'intéressant travail original publié le 19 décembre 1890 par MM. Duret et Lancial *sur un kyste séreux du mésentère, traité par l'extirpation suivie de guérison*. Cet important document permet de bien juger un côté de la question (1), celui des kystes de moyen volume.

---

(1) M. Duret ne préconise pas l'extirpation d'une manière absolue. Il admet que l'extirpation puisse être reconnue impossible ou dangereuse; et que la marsupialisation puisse devenir dans ces conditions spéciales une *méthode de choix*. Il se défend bien d'enseigner que c'est toujours à l'extirpation qu'il faut avoir recours dans tous les cas. Il se borne à conclure son mémoire en écrivant : « que, par ce moyen, la guérison est » plus radicale et plus rapide; que l'opération n'est pas aussi dangereuse » aujourd'hui qu'il y a quelques années; et que, lorsque le kyste n'est » pas enflammé, la séparation des parties voisines, quoique souvent diffi-

DU MÊME AUTEUR:

Plaies par éclatement des doigts (*Journal des Sciences médicales de Lille*, *Bull. gén. de Thérap. méd. et chir.*, 1881, et *Gaz. des hôp.*, 10 nov. 1881).

Plaies par usure de la main et des doigts (*Journal des Sc. méd. de Lille* et *Thérap. contemp.*, 1881).

Corps étrangers spéciaux aux ouvriers de la métallurgie (*Revue médicale de Toulouse*, nov. et déc. 1882, *Bull. gén. de Thérapeutique* et *Journal des Sc. méd. de Lille*, 1883).

Étude sur les plaies déterminées par les peignes de filature (*Société de Médecine et de Chirurgie de Bordeaux*).

— Le même, traduit en espagnol par le Docteur F. Curòs Alcantara (*Encyclopedia medico-pharmaceùtica* de Barcelone, février 1884).

Plaie de l'avant-bras produite par une machine à percer; fracture des deux os avec issue de l'un des fragments; guérison (*Gaz. des hôp.*, 5 sept. 1882, et *J. des Sc. méd. de Lille*).

Étude sur les plaies des ouvriers en bois (*Comm. à la Société de Chirurgie de Paris*, 1883, et *Journal des Sciences médicales de Lille*, 1883).

Sur le pronostic des mutilations de la main (*Lecture faite à la Société de Chirurgie de Paris*, 16 janvier 1884).

Note sur les conséquences d'une plaie par peigne de filature (*Journal des Sc. méd. de Lille*).

Fracture de la colonne vertébrale; réduction des fragments déplacés; retour immédiat de la sensibilité et de la motilité; guérison. (*Bull. méd. du Nord*, 1873, p. 61, et *Gaz. des hôp.* 15-17 avril 1873.)

Manœuvres de réduction appliquées à un cas de traumatisme du rachis (*Ibidem*, 22 févr. 1882. *Union méd.* 1882).

Lésions tardives après un cas de traumatisme du rachis; luxation spontanée de la rotule en dehors; plaie ulcéreuse spéciale sous l'ischion. (*Lecture faite à la Société de Chirurgie de Paris*, 29 nov. 1882, et *Journal des Sc. méd. de Lille*, 1883.)

Pratique chirurgicale des établissements industriels, un vol. de 500 pages, avec 150 figures, Paris et Lille, 1884-87.

Arrachements dans les établissements industriels. (*Bulletin de l'Académie royale de médecine de Belgique*, 3e série, tome XVIII, n° 4.)

Notes sur quelques résections et restaurations du pouce. — Paris, 1887.

Essai de cheiroplastie : tentative de restauration du pouce au moyen d'un débris de médius. (*Société de Chirurgie de Paris*, 28 juillet 1886.)

Étude sur les coups de cardes. (*Bulletin de l'Académie royale de médecine de Belgique*, 1886.)

Étuves et chirurgie. (*Société anatomo-clinique de Lille*, 1889 et 1890.) (En collaboration avec M. le Docteur L. Derville.) Le papillome des raffineurs de pétrole. (*Ibidem*, 1890 et 1891.)

KYSTE SÉREUX DU MÉSENTÈRE,

SON ORIGINE,

SON TRAITEMENT PAR LA MARSUPIALISATION,

Communication présentée à la *Société anatomo-clinique de Lille*,

PAR M. GUERMONPREZ,
MEMBRE HONORAIRE DE LA SOCIÉTÉ.

LILLE,
L. QUARRÉ, ÉDITEUR,
64, GRANDE-PLACE.

1893.

KYSTE SÉREUX DU MÉSENTÈRE

SON ORIGINE

SON TRAITEMENT PAR LA MARSUPIALISATION

PAR M. GUERMONPREZ.

Un kyste du mésentère est, de nos jours encore, presque toujours une surprise. Cependant on en sait quelques symptômes et nos successeurs, mieux informés, feront quelquefois le diagnostic.

Lorsque la nature du kyste est reconnue, le chirurgien se trouve en présence de plusieurs méthodes thérapeutiques; pour le sortir du doute, il faut lui fournir des arguments, des faits, des résultats. Les lecteurs du *Journal des Sciences médicales de Lille* ont remarqué l'intéressant travail original publié le 19 décembre 1890 par MM. Duret et Lancial *sur un kyste séreux du mésentère, traité par l'extirpation suivie de guérison*. Cet important document permet de bien juger un côté de la question (1), celui des kystes de moyen volume.

---

(1) M. Duret ne préconise pas l'extirpation d'une manière absolue. Il admet que l'extirpation puisse être reconnue impossible ou dangereuse; et que la marsupialisation puisse devenir dans ces conditions spéciales une *méthode de choix*. Il se défend bien d'enseigner que c'est toujours à l'extirpation qu'il faut avoir recours dans tous les cas. Il se borne à conclure son mémoire en écrivant : « que, par ce moyen, la guérison est » plus radicale et plus rapide; que l'opération n'est pas aussi dangereuse » aujourd'hui qu'il y a quelques années; et que, lorsque le kyste n'est » pas enflammé, la séparation des parties voisines, quoique souvent diffi-

L'observation suivante donne des indications différentes et démontre la valeur d'une autre méthode thérapeutique : les documents de ce genre sont nécessaires pour apprécier l'autre côté de la question, celui des kystes de gros volume.

Observation recueillie par M. Brasseur, externe des hôpitaux.

Zulma B....., âgée de 39 ans, vient de Gommegnies pour être opérée d'une tumeur du ventre qu'elle porte depuis 28 mois. Elle accoucha d'un garçon à cette époque : c'était son cinquième enfant. Comme elle avait coutume de faire après chaque accouchement, elle ne garda le lit que 4 ou 5 jours et reprit ses occupations habituelles ; mais, vers le 10e ou 15e jour, elle s'aperçut que le ventre était resté volumineux. Il n'a fait qu'augmenter depuis, sans jamais lui occasionner de douleur ; elle éprouvait seulement de la gêne et parfois quelques sensations de fatigue dans les membres inférieurs.

Réglée depuis sa 17e année, elle a toujours été menstruée sans trouble appréciable autre qu'un peu de migraine ; ses règles durent 4 ou 5 jours et la présence de la tumeur n'a pas sensiblement modifié les éléments de l'évolution menstruelle ; le sang serait devenu plus abondant ; et dans l'intervalle des règles la malade aurait perdu en blanc. Il n'y a pas de constipation et les mictions ne sont, ni plus fréquentes, ni plus douloureuses qu'en pleine santé.

Les antécédents personnels sont nuls. Sa mère est morte d'une maladie de cœur avec hydropysie.

Les médecins, qu'elle a consultés, diagnostiquèrent une tumeur liquide ; mais, ne voulant pas la ponctionner (1), envoyèrent la malade à l'hôpital pour qu'elle y fût opérée.

Les fonctions digestive et respiratoire ne souffrent pas de la

---

» cultueuse, peut cependant être exécutée, pourvu qu'on y déploie un peu » de patience, de douceur et d'expérience chirurgicale. » (p. 587.)

Le présent travail n'est donc pas une contradiction opposable à celui qui a paru ici même en 1890.

(1) « La ponction, ainsi que l'observe M. Lancial, bien qu'ayant donné quelques succès, expose souvent à des récidives, qui forcent le chirurgien à recourir à un autre procédé de traitement. Elle est du reste dangereuse, et peut déterminer les accidents suivants : perforation d'une anse intestinale à l'état de vacuité, située en avant de la tumeur ; blessure et hémor-

présence de cette tumeur. La circulation elle-même n'a jamais été entravée ; l'état général est satisfaisant.

A l'exploration, le ventre est très volumineux, comme s'il s'agis-

---

rhagie d'un gros vaisseau sillonnant la surface du kyste; péritonite ; etc. Le premier de ces accidents serait certainement arrivé à Lawson Tait, s'il avait ponctionné sa malade. » (*J. des Sc. méd. de Lille.* 1890. II, 579.)

Il est connu qu'entre les mains de M. Panas, la simple ponction exploratrice a une fois suffit pour assurer la guérison (Cf. Arékion, *thèse*, Paris, 1891, p. 74) ; qu'entre les mains de M P. Tillaux elle a obtenu un égal succès. (Delmez, 52); mais ces deux résultats heureux ne sauraient suffire pour accréditer le précepte de M. Augagneur : « la ponction exploratrice ne devra jamais être négligée. » Il faut d'autant moins l'accréditer, que, si le succès de M. Panas se maintenait encore après un délai de cinq ans, il peut en être tout autrement de celui de M. Tillaux : la ponction a été faite le 18 août 1882 et le malade est sorti de l'hôpital Beaujon le 7 septembre suivant. « On le perd de vue. » (Cf. *thèse* de M. Collet, Paris, 1884 et aussi *thèse* de M. Arékion, Paris, 1891, 70). Elle a encore été pratiquée en 1892 en Allemagne par Lücke. *Deutsche zeitsch. für chir.* XXIII. 2-3).

Les dangers, tels que les a formulés M. Lancial, ont fait abandonner la ponction par MM. Lawson Tait, Hahn, Duret, Roux, de Lauzanne (*VIIe Congrès français de Chirurgie*, 1893, 499 ;) Terrillon (*Soc. de Chirurgie*. 20 mai 1891 ;) Lohlein, (*Beerl. médicin. wochen.* 1889. 57 ;) Quénu (*Traité de Chirurgie*. Paris 1892. VII. 170), et probablement par beaucoup d'autres.

Comme méthode de traitement, la ponction, (suivie ou non d'injection iodée,) est aussi abandonnée que comme moyen d'exploration. M. Frantzel lui-même ne la trouve « nullement justifiée, bien qu'il en relate (1892) un cas non funeste. Et M. le docteur Delmez a eu raison de l'écrire (p. 56 :) en réalité, à l'heure actuelle, il n'y a que deux méthodes de traitement : l'extirpation et la marsupialisation. *Chacune a ses indications.*

M. le Docteur Quénu ne pratique pas la ponction ; il se garde bien de la conseiller; mais il envisage la situation d'un chirurgien, qui s'y risquerait. « Si l'on adopte la ponction capillaire, *il faut*, écrit-il, se rappeler que des anses intestinales peuvent être interposées entre la paroi et le kyste ; et *il faut* s'entourer des mêmes précautions, que pour une intervention plus large. » (*Traité de Chirurgie* ; Paris, 1892 ; VII. 171).

Pour ne pas encourir le reproche d'incriminer injustement la ponction, qui est réputée innocente par son qualificatif de ponction « exploratrice, » il convient de répéter le fait signalé dans la *Chir. trienn.* 1876-1878, (Berlin 1882.) Une demoiselle de magasin s'aperçoit le 4 janvier 1877 d'une tumeur profonde sous-ombilicale. Le 27janvier, on fait une ponction exploratrice au moyen de la seringue de Pravaz ; il en sort un liquide ressem-

sait d'une femme atteinte d'hydramnios ; il est saillant, mais nullement tendu ; il proémine surtout à la partie médiane, bien que les flancs soient légèrement bombés, comme dans le cas d'ascite. Sa forme paraît presque symétrique. Les veines abdominales ne sont pas développées et la cicatrice ombilicale est étalée, sans être

---

blant d'une façon frappante à du lait. Le 3 février, la tumeur est de nouveau ponctionnée ; il en sort plus d'un plein verre de liquide encore blanc, avec une apparence douteuse ; après quoi la tumeur s'évanouit entièrement. Le 10 février, le chirurgien allemand cède aux instances de sa malade et pratique une laparotomie ; il trouve une couenne épaisse cicatricielle, qui entoure et refoule l'intestin. L'épiploon recouvre la tumeur et lui adhère solidement. Malgré ces conditions défavorables, le chirurgien entreprend l'extirpation ; l'épiploon ne se laisse pas détacher ; il est incisé de haut en bas : le sac blanchâtre, ainsi découvert, est entouré d'une couenne épaisse ; il fait corps avec l'intestin ; il est attiré dans la plaie abdominale et ouvert ; — alors commença une pénible et difficile opération, pendant laquelle plusieurs anses intestinales durent être détachées sur une grande étendue par des incisions profondes, afin de les détacher entièrement de leur mésentère. Après un travail de plus d'une heure, la tumeur put être enfin extirpée ; l'opération semblait réussie ; mais déjà le soir apparaissaient des symptômes de péritonite septique ; l'opérée est morte 18 heures après l'opération. » (Cf. Delmez, 68, 69 ; Arékion, 122, 123 ; Klefstad-Sillonville, 64, 65, 66). Le sac extirpé avait une paroi couenneuse épaisse d'à peu près un centimètre et une surface intérieure lisse de même dimension. — Il n'est donc pas possible de ne pas regretter les ponctions. Il y avait, en outre, une ouverture dans une anse d'intestin qui était malheureusement restée inconnue au chirurgien. (Cf. Klefstad-Sillonville, 66).

M. Arékion se prononce également contre la ponction exploratrice, qu'il qualifie « dangereuse et souvent peu instructive. » Il lui reproche, comme tant d'autres, la blessure de l'intestin, la ponction des vaisseaux mésentériques, la rupture de la poche, un épanchement sanguin abondant (Lochlein) dans cette même poche, enfin des adhérences avec la paroi abdominale. (p. 44.) — Quant à la ponction comme méthode thérapeutique, M. Arékion la combat (pp. 48, 49) : « La récidive est presque fatale ; surtout si le kyste est multiloculaire. » (Son obs. XXXVI résume les multiples récidives du cas de M. Winiwarter ; sa XXXVIIme se rapporte au fait douteux de Bristowe terminé par guérison après deux ponctions faites à deux mois d'intervalle ; sa XXXVIIIme résume les perplexités de Menziès, qui, en 1883, ponctionna son malade deux fois à trois jours d'intervalle et ne le vit guérir, que grâce à une débâcle intestinale heureusement intervenue spontanément ; il en est de même de sa XXXIXme, où Albutt eut le même bonheur, après trois ponctions au lieu de deux ; sa XLme résume

saillante, ni déprimée. La mensuration du ventre donne pour la circonférence au niveau de l'ombilic 104^{cm} ; de l'ombilic à l'appendice xyphoïde 27^{cm} ; au pubis 23^{cm}. Les épines iliaques antéro-supérieures sont séparées de l'ombilic par une distance de 32^{cm}. Ce qui frappe le plus, c'est l'état de flaccidité de la poche kystique, qui, loin d'être

---

l'observation du cas, où Spencer Wells fit une seule ponction et perdit sa malade quelques semaines après). — Plusieurs des cas, qui sont portés comme guéris par cette méthode, n'ont pas été suivis pendant assez longtemps, pour que l'on soit certain du succès complet. — Lorsque la récidive a lieu, les adhérences qu'ont amené les ponctions, peuvent gêner pour une intervention plus radicale.

Afin d'éviter la récidive, on a proposé d'injecter de la teinture d'iode après que la poche a été vidée ; mais c'est là une méthode aveugle qui peut exposer à la péritonite immédiate.

La sixième conclusion de M Arékion doit être citée sans aucune abréviation : « *On devra éviter la ponction, car elle est dangereuse.* Cependant, dans plusieurs cas, (Cimbali par exemple,) elle permit de faire le diagnostic. » Il est fâcheux que M. Arékion n'aille pas jusqu'au bout et ne repousse pas un moyen *dangereux* de faire le diagnostic.... Lui-même prouve ailleurs que, s'il ne veut pas faire la critique des chirurgiens qui ponctionnent, il n'est rien moins que disposé à les imiter.

M. Klefstad-Sillonville pose la question de savoir s'il faut faire une ponction exploratrice et borner là l'intervention ; et il résout ces questions d'une manière, qui n'est réellement pas acceptable. Il compte comme des succès, non seulement le cas de M. Panas, qui est incontestable, mais encore celui de M. Tillaux, qui n'est pas élucidé, et surtout les deux cas de Bristowe et de Menziès, qui sont tous deux des échecs, où la ponction fut suivie, d'abord d'une ou de deux récidives et ensuite d'une débâcle intestinale. — Il se montre plus judicieux, lorsqu'il rappelle que Spencer Wells a vu sa malade mourir après la ponction ; et que M. Lawson Tait et M. Terrillon « auraient certainement causé la mort de leurs malades en les ponctionnant. » — Il termine en donnant une statistique de 26 kystes du mésentère traités par la ponction et comprenant : — 8 guérisons — 1 mort — 17 récidives. — « A la ponction, il préfère, de beaucoup, l'incision exploratrice, qui tend de plus en plus aujourd'hui à entrer dans la pratique courante et qui ne fait courir aucun danger au malade. La laparotomie exploratrice a, de plus, cet avantage, qu'elle permet de procéder aussitôt à la cure radicale de la tumeur. » (p. 56). Enfin, il termine sa 4me conclusion en émettant l'avis que « les anses intestinales interposées contr'indiquent toute exploration par le trocart. » (p. 113).

M. A. Frentzel, en 1892 également, conclut aussi que « la ponction exploratrice n'est nullement justifiée ; il cite deux cas, tous deux suivis de récidive. (*Deutsche Zeitschrift für Chirurgie*, 1892 ; XXXIII ; 2, 3).

distendue, présente une apparence de relachement, comme on a coutume de l'observer, soit au lendemain d'une ponction, soit immédiatement après une rupture de la poche.

Dès qu'on palpe ce ventre, on est déçu de ne pouvoir délimiter nettement aucun des pourtours de la masse, qui cependant est sous la peau d'une malade relativement maigre.

En cherchant à saisir cette énorme masse liquide et en s'efforçant de lui imprimer quelques mouvements, on parvient à se rendre compte que la masse est uniforme et on croit pouvoir être certain qu'il n'y a qu'une seule loge. — Pour apprécier les limites postérieures, les deux mains conduites de. concert dépriment la paroi abdominale vers les flancs et surtout vers les arcades de Fallope; du côté droit, cette exploration est facile et les mains dépriment profondément la paroi; du côté gauche, la pulpe des doigts sent bientôt de la résistance et la malade accuse un peu de sensibilité. — Le moindre attouchement du ventre donne une sensation de fluctuation très nette, que l'on explore dans le sens transversal ou dans le sens longitudinal. — Les régions ombilicales et hypogastriques sont mates : la matité remonte jusqu'à 8 ou 10 centimètres au-dessus de l'ombilic; les flancs sont sonores; mais, s'il est facile de tracer la limite des régions mates et sonores à droite, il n'en est pas de même à gauche. La matité persiste aux mêmes endroits dans les différents changements d'attitude.

Pendant l'exploration par la percussion, il arrive à deux reprises qu'*on soupçonne un peu de sonorité* à droite de l'ombilic à 3 ou 4 travers de doigts de la ligne médiane; l'exploration est plusieurs fois renouvelée, mais il est impossible de retrouver ce signe; et le même point percuté à nouveau est trouvé aussi mat que le reste de la surface kystique. Par ailleurs, la portion où ce doute a existé n'est ni plus saillante, ni plus fluctuante, ni plus sensible, que les autres points de la surface du ventre.

Le toucher vaginal, (les mains de la malade étant placées sous son siège), indique un col utérin facilement accessible, de consistance et de coloration normales, bien exactement situé dans le milieu du vagin, mais un peu reporté en arrière; l'ouverture en est béante, à bords déchiquetés Les culs-de-sac sont normaux, dépressibles, non douloureux; le doigt, remontant le long des bords de l'utérus, peut les suivre sur une longueur de 5 à 6 centimètres sans rencontrer aucun obstacle. Le cul-de-sac antérieur est effacé. Le gauche est moins libre que le droit.

Les mouvements qu'on s'efforce d'imprimer à la tumeur ne paraissent pas se communiquer à l'utérus, car celui-ci reste immobile sur le doigt.

Le cathétérisme de la vessie montre que l'urèthre a conservé sa direction normale et que la cavité vésicale n'est en rien modifiée par la présence de la tumeur. Il ne s'écoule que peu d'urine.

D'après l'examen ci-dessus, la marche de la maladie, l'absence des douleurs, il est permis de croire à un « kyste probablement » uniloculaire de l'ovaire gauche, avec des points particuliers, que » l'opération élucidera. »

Le 20 septembre, les règles de la malade surviennent et font reculer à une date ultérieure l'opération demandée.

Le 28 septembre, tout écoulement de sang étant terminé, l'opération est faite par M. Guermonprez, aidé de M. le professeur Derville. — Après désinfection complète de la paroi abdominale, le chirurgien fait une incision longitudinale de 20 cent. allant de l'ombilic jusque 3 ou 4 centimètres au dessus du pubis. Les différents plans de la paroi abdominale étant presque tous sectionnés, on arrive sur la tumeur, que recouvrent des enveloppes péritonéales ; à ce moment la malade est prise de vomissements chloroformiques, qui achèvent de rompre le péritoine pariétal, d'ailleurs friable. Alors apparaît entre les lèvres de la plaie une masse, qui est bien la tumeur, puisqu'elle est immobile tandis que les lèvres de la paroi vont et viennent à droite et à gauche suivant le rythme respiratoire ; mais cette tumeur ne paraît pas être un kyste de l'ovaire, avec sa paroi, dont le blanc laiteux est bien connu ; l'aspect au contraire en est rose violacé ; le kyste ne se voit pas à découvert, mais il est encore revêtu d'une série de feuillets, dans lesquels on distingue des éléments, dont les plus nombreux sont transversaux, les uns étant cellulo-fibreux, les autres vasculaires : le doigt porté sur cette surface reconnaît que la séreuse péritonéale-viscérale est très mobile et glisse aisément sur le kyste.

Sans aucune perte de temps, le chirurgien élucide le diagnostic, en soulevant la paroi abdominale : il met alors à découvert une portion d'intestin, cachée jusque là sous la lèvre droite de la plaie : cette portion d'intestin fait partie de la masse de la tumeur ; elle n'y est, ni juxtaposée, ni adhérente ; mais elle y est régulièrement fixée et étalée, comme un ruban, verticalement dirigée à quelques travers de doigt de la ligne médiane ; il est facile d'en apprécier immédiatement les détails ; elle est vide, aplatie ; on y reconnaît d'une part une bandelette fibreuse longitudinale très manifeste et d'autre part des appendices graisseux très nombreux, qui imposent d'emblée l'idée qu'on se trouve en présence d'une portion du gros intestin ; mais il n'est pas aussi facile de diagnostiquer si c'est le commencement ou la fin de cet intestin. Pour préciser davantage, le chirurgien introduit la main dans le ventre et reconnaît d'abord que la masse n'adhère en aucun point au péritoine pariétal ; il reconnaît ensuite que la portion d'intestin suit une direction rectiligne depuis la fosse iliaque droite jusque vers la portion épigastrique de la ligne blanche. De ces appréciations il croit pouvoir conclure qu'il se trouve en présence du cœcum et du colon ascendant.

Un premier soin s'impose, celui d'évacuer le liquide, du moins en partie ; il y est procédé à la façon habituellement adoptée pour la ponction d'un kyste. Pendant cette évacuation on reconnaît l'extrême minceur de la paroi kystique. Il s'écoule par le trocard un liquide clair, limpide, ni filant, ni visqueux ; il n'a nullement l'apparence d'un bouillon de bœuf, ne paraît pas contenir de paillettes de cholestérine ; il ne mousse pas dans le récipient : c'est de la sérosité véritable et on ne saurait mieux la caractériser qu'en disant qu'elle est *claire comme de l'eau de roche.* La quantité évacuée peut être évaluée à douze litres.

Les deux lèvres de la ponction du kyste sont ensuite isolément saisies avec deux pinces longues ; et la main du chirurgien, de nouveau introduite dans le ventre, explore les contours de la poche kystique, dont la paroi flotte avec la mollesse d'une membrane mince, qui est très peu revenue sur elle-même. Cette fois, la main plonge dans le petit bassin, rencontre un utérus un peu volumineux, avec tendance à exagérer son antéflexion normale. On voit les trompes et les ovaires normaux. Le rectum est libre, mais refoulé, aplati contre l'utérus par le prolongement kystique, qui peut être suivi jusque là et fait saillie dans le cul-de-sac de Douglas. Vers la partie supérieure du kyste, la main peut suivre jusque vers la rate, la portion d'intestin en connexion avec le kyste. Tandis que les parois sont soulevées et écartées, les assistants peuvent également le voir : il s'agit donc d'un kyste du mésentère ; mais son siège n'est pas dans le mésocolon droit ; il s'est, au contraire, développé en dépliant les surfaces péritonéales de l'S iliaque et du colon descendant. Si, grâce à la liberté de mouvements que possèdent maintenant la poche kystique, on la fait basculer de droite à gauche comme pour replacer en position normale l'S iliaque, qui avait été porté dans le flanc droit, il est facile de constater que la face droite du mésocolon formait la face postéro-latérale droite du kyste. Cette face est parcourue par de nombreux vaisseaux veineux, disposés en réseau, d'un volume comparable pour quelques-uns au volume d'un gros porte-plume. Cette constatation, jointe à l'extrême minceur de la poche kystique, à son adhérence au péritoine mésentérique, à sa vaste étendue et aux connexions que cette dernière présente avec une portion considérable du gros intestin, détermine le chirurgien à ne pas courir les risques de l'énucléation et à prendre parti pour la *méthode de marsupialisation.*

Dans ce but, après avoir introduit à l'intérieur du kyste une sonde molle n° 18, en caoutchouc rouge, le chirurgien suture au crin de Florence les lèvres de l'ouverture kystique aux parois abdominales ; celles-ci sont ensuite refermées et suturées en deux et trois plans. — La sonde, dont il sort une longueur de 12 à 15 centimètres, porte par mesure de précaution une épingle de nourrice, elle établit la communication entre la poche kystique et une bouteille placée entre les cuisses de la malade.

Le 28 septembre, le soir même de l'opération, la malade se plaint de coliques intermittentes (Thé alcoolisé, injection hypodermique de morphine). Le cathétérisme de la vessie laisse écouler une assez grande quantité d'urine de coloration normale ; T. 37°,4.

Le 29, T. M. 36°,6 ; T. S. 37°,2 ; les douleurs du bas-ventre sont calmées par l'introduction d'une sonde dans le rectum.

Le 30, T. M. 37°,7 ; — T. S. 38°.

Le 1er octobre, T. M. 37°,7 ; — T. S. 38°,2 ; les fonctions intestinales et vésicales se rétablissent ; on administre un purgatif.

Le 2 octobre, T. M. 36°,8 ; — S. 37° ; la malade, ayant bu en abondance du lait dans la matinée, le vomit quelque temps après. Dans les matières vomies, composées exclusivement de lait caillé, on retrouve un ascaride lombricoïde. Pour la première fois, on ne trouve plus de liquide dans la bouteille qui reçoit le pavillon de la sonde évacuatrice du kyste mésentérique.

Le 8, la malade n'ayant pas de fièvre se sent très bien. L'appétit étant revenu, le régime ordinaire est repris ; les digestions sont faciles. Tout au plus l'opérée signale-t-elle de temps en temps de légères coliques suivies d'évacuation de gaz.

Puis la sonde faisant office de drain est supprimée ; un peu de fièvre survient : la sonde est replacée ; un peu de liquide est évacué et la fièvre tombe.

En octobre, l'opérée guérie retourne dans son pays ; mais elle conserve la sonde à demeure.

Cette observation soulève d'abord une question de diagnostic. Il arrive habituellement que les kystes du mésentère soient des surprises survenant au cours d'une laparotomie, quel que soit le motif présumé de la section abdominale. Il est cependant vrai que des règles existent pour arriver au diagnostic. M. le Dr Delmez les a résumées dans sa thèse (*Kystes du mésentère*, Paris, 1891, p. 49), d'après MM. Panas, Augagneur (1) et Tillaux. Dans le cas particulier les trois symptômes principaux ont induit en erreur : 1° « la mobilité très grande dans tous les sens » faisait défaut ; 2° « la situation sur la ligne médiane » ne pouvait être admise puisque l'énorme masse liquide empiétait beaucoup plus sur le côté gauche que sur le côté droit de l'abdomen ; 3° « la zone de sonorité en avant de la tumeur (Tillaux) » est le seul symptôme important qui ait été observé ; mais ce symptôme s'est lui-même montré si incertain, si inconstant, que son existence même a été méconnue (2). Il faut cependant reconnaître que ce symptôme est très important, lorsque le kyste du mésentère est de très grand volume, tandis que les deux premiers symptômes (précieux pour des kystes moins volumineux),

(1) Tumeurs du mésentère, *th. d'agrég.* 1886.

(2) Quant au gargouillement des anses intestinales placées en avant de la tumeur, il n'a été ni signalé par la malade, ni observé par les divers explorateurs.

Il en est de même de la constipation ; de même encore des crises dou-

n'existaient pas du tout, et étaient même remplacés par les symptômes opposés chez le sujet de cette observation : le kyste était absolument immobilisable et on ne pouvait qualifier sa situation de nettement médiane.

Il y a donc lieu de confirmer l'opinion de M. Delmez « les caractères tirés du siège sont moins tranchés à mesure que le kyste mésentérique est placé bas, d'autant plus que ces tumeurs pénètrent parfois dans le bassin en même temps qu'elles s'élèvent dans le mésentère (p. 50) ».

Le point de départ du kyste est encore controversé quant à la région où il est primitivement confiné. M. Coppens a émis l'opinion que les kystes du mésentère ne seraient peut-être que des kystes para-ovariens déplacés. M. le Dr Delmez y insiste. « On a vu, écrit-il, des kystes du ligament large, au lieu de suivre leur évolution habituelle, s'insinuer entre les deux feuillets du mésentère et s'y développer en partie ; et peut-être ces kystes du mésentère, d'un diagnostic si difficile, sont-ils plus souvent secondaires qu'on ne le pense. » (p. 51.) — La controverse ainsi soulevée est particulièrement intéressante pour l'observation de M. Brasseur, qui relate le prolongement inférieur du kyste, lequel fait saillie jusque dans le cul-de-sac de Douglas. Il est certain toutefois que le doute ne doit pas être soutenu : les feuillets du ligament large n'étaient pas séparés par l'interposition du kyste ; ils n'étaient aucunement déplissés. aucunement étalés, pas même dans l'aileron postérieur, le *mésovarium* ; tandis qu'au contraire le *méso-rectum* était absolument déformé jusque vers l'ampoule rectale, comme était déformé le *méso* de l'S iliaque ; ses deux

---

loureuses : la malade, aussi énergique qu'intelligente, n'en a rien signalé. Elle n'a d'ailleurs pas le *facies* fatigué d'une femme qui a réellement souffert.

Il n'est pas sans intérêt d'insister sur ces détails : la symptomatologie n'a fait aucun progrès en 1892, s'il faut en juger par l'important mémoire de M. A. Frentzel. (Cf. *Sem. méd.* 1892. 215). L'éventualité d'un kyste mésentérique « devenu énorme » et immobilisé s'y trouve à peine entrevue.

feuillets, (surtout le gauche) étaient séparés l'un de l'autre, refoulés en avant, remplis par le liquide kystique accumulé dans cette portion la plus déclive de sa vaste cavité. Il est évident que le ligament large, laissé absolument hors de cause, n'est pour rien dans le point de départ du kyste ; et que celui-ci a été d'emblée un « kyste du mésentère », primitivement tel.

La nature du kyste du mésentère est toujours intéressante à élucider. On a signalé des kystes congénitaux, (dermoïdes Lebert, Schutzer, Dupuytren, Cf. Cruveilhier, Howship Dickinson, 1870, 1871, Spencer Wells et peut-être Eppinger); des hystes diverticulaires (de l'intestin, Lohlein); des kystes parasitaires (hydatides : Horstius cf. Lieutaud 1767, Tulpius cf. Franck *tr. de méd. prat.*, Portal, 1803, Velpeau 1867, Frémy 1868, Murchison, Laboulbène 1879, Legroux, Carter, Frémy, Sutherland 1863, Cimbali); des kystes post-traumatiques (hématiques : Baker-Brown 1858, Hahn, Pohlein); des kystes par transformation d'une tumeur préexistante (1) (kystosarcôme, J. Kornwaslay Thornton. *brit. m. j. London.*

---

(1) Dans sa thèse, *étude sur les kystes du mésentère*, Paris, 21 juillet 1891, M. Arékion, (de Port-Louis, Ile-Maurice,) commence par exprimer un avis, qui semble tout opposé : « Les kystes du mésentère, en effet, ne sont pas aussi rares qu'on se l'imagine, puisque, en deux ans, » il a pu en recueillir deux observations inédites dans le service de M. le prof. Demons, (de Bordeaux). Cet argument a son intérêt pour l'auteur lui-même ; il a moins de portée pour le lecteur.

L'opinion de M. Arékion se retrouve dans la thèse de M. Klefstad-Sillonville : *des kystes chyleux du mésentère*, Paris, 29 juillet 1892. Des recherches dans la littérature médicale française et étrangère ont pu rapidement le « convaincre que les kystes du mésentère constituent une affection relativement commune et qui a été observée un peu partout. »

On peut trouver l'expression de M. Arékion un peu excessive, lorsqu'il affirme (p. 11) que « les kystes du mésentère sont devenus des affections classiques, dont on ne doit plus ignorer les symptômes, *quoiqu'il soit souvent à peu près impossible de poser un diagnostic d'une façon sûre.* » Sa cinquième conclusion ne saurait être davantage retenue pour l'exacte expression de sa pensée : « Ces tumeurs peuvent souvent être diagnos-

1882) ; des kystes par transformation d'un angiôme (Duret, Augier) ; des kystes para-wolfiens (Augagneur) (1); des kystes développés aux dépens d'une cavité séreuse accidentelle (Péan) ou aux dépens du canal thoracique ou de quelque gros tronc chylifère; kystes chyleux, Cruveihier (.....) Ad. Rasch (*Brit. m. j.* et *the Lancet*, 1889). Carson, (*J. of. Amer. m. ass.* 1889 et 1890). (Le Dentu, 1876; Millard et Tillaux, *Acad. Méd.*, Paris, 17 août 1880, Bergmann, Rokitansky, Werth

---

tiquées, quoique ce soit souvent difficile ! » De semblables incorrections déparent une thèse, qui est d'ailleurs bien pensée, bien ordonnancée et très utile à consulter.

Cependant, M. Arékion a bien fait en tirant de l'oubli les cas de Benevini (?); Horstius, (mais il ne précise pas si c'est Horstius de Torgau, né en 1537, ou bien Horstius de Giessen, né en 1670 ;) Tulpius (?) ; Ballonius (?) ; Bonnet (probablement Charles, 1720-1793;) et Ruysh,(1638-1731). Malheureusement, il ne précise l'indication bibliographique que pour Lieutaud, *historia anatomico-medica, sistens numerosissima cadaverum humanorum extispicia;* Parisiis, 1767, in-4°; *sectio quinta : de mesenterio* I. 129. Obs. 548, 550 : *hydatides in mesenterio ; mesenterii purulentia.*

Dans l'étude de cette question, qui repose actuellement sur plus de cent observations, on se heurte malheureusement à de nombreuses inexactitudes dans les indications bibliographiques, qui mettent le chercheur dans l'impossibilité de recourir aux documents originaux.

(1) Nous savons, écrit M. Augagneur, que le mésentère, à sa racine, a contenu des organes segmentaires ; les tubes du rein primitif et le corps de Wolff, qui subsistent toujours en certains points de l'organisme par ses rudiments. — Partant de là, on peut admettre comme une éventualité parfaitement possible, que, dans des circonstances relativement fréquentes, le mésentère ait, par accident, conservé dans son intérieur des débris de l'appareil émulgent primitif, débris que l'on pourrait nommer *parasegmentaires*, ou *parawolffiens*, si l'on veut. Comme les kystes bien connus du parovaire, morphologiquement identique aux débris précités, comme ceux des machoires résultant de débris paradentaires (Malassez), les kystes séreux, si fréquemment observés dans le mésentère, recevront une explication et pourront prendre leur place dans le rang des tumeurs, dont on connaît l'origine et la signification morphologique. (*Thèse d'agrégation*, 1886.)

Ces vues très ingénieuses et séduisantes de M. Augagneur se heurtent à une grave objection de M. Delmez : on n'y trouve jamais trace d'épithélium. Cette constatation unanime des anatomo-pathologistes n'est pas en faveur de l'origine parawolffienne des kystes du mésentère.

1880, Hahn, Tuffier, *Soc. chir.*, 27 juill. 1892) ou enfin des kystes développés aux dépens d'un ganglion lymphatique.

L'une de ces dernières interprétations, n'est peut-être pas éloignée de la vérité, du moins pour l'observation recueillie par M. Brasseur. Il y a des précédents et des arguments.

En 1881, Werth a enlevé un kyste du mésentère qu'il avait pris pour un kyste de l'ovaire. Il en a publié la relation dans les *Archiv. gynécol. allem. de Crédé* (1), en insistant sur les détails historiques et sur la pathogénie, en critiquant les observations de M. Péan et s'efforçant d'établir qu'il s'agit de tumeur rétropéritonéale plutôt que de kyste du mésentère. Dans son cas, comme dans celui de Merklin, les différentes couches, qui constituaient les parois de la poche, contenaient manifestement de nombreuses cellules lymphatiques, dont la disposition était la même que dans les ganglions lymphatiques. Çà et là on rencontrait aussi de grosses masses cirreuses et des amas de graisse (2). Werth a insisté beaucoup sur le système de mailles, qui abritait les cellules rondes, lymphatiques, signalées par lui. « En dedans de la couche moyenne de la paroi du kyste, je trouvai en quelques places, sur une très petite étendue et enchevêtrée au milieu du réseau plus volumineux du tissu conjonctif, un tissu lymphatique, c'est-à-dire un tendre et mince reticulum avec quelques cellules rondes dans les interstices. » M. Delmez, qui reproduit ce passage (pp. 39 et 74), a raison d'ajouter : cette théorie n'a rien de choquant. « Elle trouve des arguments dans des travaux déjà relativement anciens, par exemple dans ceux de Rokitansky ; et, d'autre part, les ganglions mésentériques n'ont pas la spécialité

(1) Berlin ; 1880-1881. pp. 321, 328.

(2) P. Tillaux. *Bull. de l'Acad. de méd. de Paris*. 14 Sept. 1880. Cette description très précise et très détaillée de M. le docteur Merklen est de tout point remarquable. Le savant histologiste conclut que le kyste du mésentère, dont il s'agit, est constitué par une coque fibreuse partout *en contact* avec le tissu propre des ganglions lymphatiques.

(*sic*) de la dégénérescence kystique, qui peut encore survenir dans les ganglions du côté de l'aine, du cou, etc. » (pp. 33, 34).

M. le Docteur Quénu, dans son remarquable article du *Traité de chirurgie*, (1) « réunit à dessein les deux variétés *kystes séreux* et *kystes chyleux*, car elles paraissent liées toutes deux à une altération d'une portion du système lymphatique. »

C'est, en effet, pour un kyste chyleux que Carson a décrit trois couches : une externe fibreuse ; une moyenne, également conjonctive, renfermant des vaisseaux sanguins, du tissu lymphoïde et des follicules lymphatiques ; enfin une interne endothéliale (2).

Une question de ce genre comporte d'ailleurs d'autres recherches, que celles de l'anatomie pathologique et de l'histologie.

M. le professeur Ém. Lenoble a bien voulu faire l'analyse chimique du liquide recueilli pendant l'opération et fournir un document précieux dans une question encore peu élucidée.

« *Liquide provenant d'un kyste du mésentère, du 28 septembre 1893.*

» Liquide limpide, peu mousseux, incolore, ne donnant par le repos qu'un dépôt inappréciable.

» Sa réaction est alcaline ; sa densité prise au pycnomètre a 15° c. = 1,0079.

» Il ne réduit pas le réactif cupropotassique. Il se trouble par l'action de la chaleur. L'acide nitrique y produit un précipité soluble dans un excès d'acide.

» L'acide acétique produit un léger trouble et un dégagement d'acide carbonique. Cette solution acide additionnée de ferrocyanure donne un précipité.

» Le réactif de Tanret donne un précipité insoluble à chaud.

» L'acétate neutre de plomb fournit un précipité blanc soluble dans un excès de réactif ; l'acétate triplombique donne un précipité blanc insoluble dans un excès de réactif.

---

(1) Paris 1892, *art.* : MÉSENTÈRE. VII. 168.

(2) *Journal of the American. medical Association*, 1890.

» Ce liquide donne avec une petite quantité de soude et une solution étendue de sulfate de cuivre une très faible coloration violette (Réaction du biuret); avec l'iodure de potassium et le réactif de Millon, on obtient un précipité jaune (Réaction de Randolph).

» L'ensemble de ces caractères nous indique :

» 1° L'absence de glucose ou de substance réductrice ;

» 2° La présence de matières albuminoïdes et de peptones, puisque les réactions du biuret et de Randolph sont réputées caractéristiques de ces dernières substances.

» La détermination des matériaux fixes a été faite sur 10 cent³ de liquide. Voici quels ont été les résultats :

Matières organiques............	0,0675
Matières minérales...............	0,090
Produits fixes à 100-105°......	0,1575

» Par litre :

Matières organiques............	6 gr. 75
Matières minérales..............	9 gr. 00
Produits fixes..................	15 gr. 75

» Pour 100 grammes de liquide :

Matières organiques...........	0 gr. 669
Matières minérales.............	0 gr. 892
Produits fixes...................	1 gr. 561

» Les matières albuminoïdes coagulables par l'action de la chaleur ont été déterminées sur 35 c³.

On a trouvé 0 gr. 065

soit 1 gr. 858 par litre.

» Les cendres sont franchement alcalines et composées presque exclusivement de chlorure de sodium et de carbonate de soude. Il ne s'y trouve qu'une très petite quantité de phosphate. »

Il est impossible de n'être pas frappé de l'importance des détails précis de cette analyse chimique : les éléments principaux sont remarquablement comparables à ceux de l'analyse chimique relatée le 27 juillet 1892 à la *Société de chirurgie de Paris* par M. Tuffier, qui avait extirpé un kyste chyleux du mésentère.

De l'analyse qu'il résume, il faut donc faire abstraction des matières grasses et se borner à poursuivre la comparaison du reste. (*Bull.* et *mém.* 1892, pp. 783, 784).

« Densité 1008; réaction alcaline.

» Par litre :

Eau	809
Matières solides	195

» Comprenant :

Albumine	42,4
Matières grasses	139,8
Sels minéraux	12,8

» Sels minéraux classés séparément :

Chlorure de sodium	90,80
Acide phosphorique ou phosphates.	1,25. »

M. Tuffier insiste sur l'énorme quantité de matières grasses émulsionnées et sur l'absence complète de fibrine et de sucre; il s'étonne surtout qu'il n'ait pas été trouvé de fibrine. Il faut reconnaître toutefois que la recherche des peptones aurait eu un bien plus puissant intérêt.

Dans une analyse plus ancienne (1882), M. Berthent signale simplement « un liquide fortement albumineux et contenant des phosphates » pour les deux litres d'une ponction faite par M. Tillaux. — Plus tard, en 1887, Bremer signale une densité de 1014, une réaction alcaline ; il signale également l'albumine en dissolution ; pas de fibrine ; il ne dit rien des peptones ; mais il note (1) des cristaux de chlorure de sodium, de carbonates et de sulfates. — En 1889, le docteur Fergusson, pour le liquide provenant de l'observation de M. Rasch, précise une densité de 1015, une réaction alcaline ; puis, *sans autre preuve*, le compte rendu ajoute : « le docteur Mitchels trouva

(1) *Ann. méd. Assoc. New-York méd. record.* Cf. Carson. Cf. Quénu *Traité de chirurgie.* Paris, 1892, VII, 168-170.

les mêmes caractères de vrai chyle » (1). — L'analyse chimique du liquide observé par Solman en 1880 signale une réaction neutre, des traces de sels minéraux et d'albumine, 68,48 % de matières solides, don 63,31 % de graisse. Le reste n'est pas précisé (2). — Weichselbaum relate l'analyse chimique de M. le prof. Schroider, qui trouve, pour un chylangiôme caverneux découvert à l'autopsie d'un homme de 80 ans, « les réactions ordinaires du chyle ; » il précise seulement la réaction alcaline et une petite quantité d'albumine (3). — O. Roth relate aussi sommairement que le kyste mésentérique, qu'il a observé, « était composé de lymphe venant des ganglions lymphatiques qui se trouvent entre les vaisseaux mésentériques et rénaux » (4). — En 1891, Willam Robinson se borne à décrire son liquide clair, citrin, alcalin, très albumineux.

Pour M. le docteur Quénu, « l'origine lymphatique des kystes du mésentère semble bien clairement ressortir de la présence de fentes lymphatiques, de tissu réticulé et de follicules clos dans leur structure. Ceci admis, continue M. Quénu, la pathogénie n'en est pas moins obscure : faut-il accepter l'hypothèse d'une dégénérescence spéciale des ganglions lymphatiques, ou celle d'une ectasie, soit des chylifères, soit du canal thoracique, ou encore celle d'une rupture d'un des vaisseaux lactés, avec enkystement consécutif du chyle répandu ? Nous aurions plus de tendance à accorder une part de vérité à l'opinion de Kuester, qui rattache les kystes chyleux aux malformations congénitales ; nous y verrions volontiers de véritables lymphangiômes hystiques comparables à ceux du

---

(1) *Société obstétricale de Londres* ; 1889. — Cf. Arékion, *Étude sur les hystes du mésentère* ; Paris, 1891, p. 32 et aussi Klefstad-Sillonville, *thèse*, Paris, 1892, p. 101.

(2) *Gazeta Lekarska*. Warszawa, 1889, nº 1. Cf. Klafstad-Sillonville, 29.

(3) *Virchow's arch. für path. Physiol. und für klind. med.* LXIV. reft. 2, 145. Cf. Klefstad-Sillonville, p. 63.

(4) *Inaug. dissert.* Zurich, 1880 ; Cf. Klefstad-Sillonville, p. 82.

cou et en communication primitive ou secondaire avec les chylifères. Notre théorie puise une certaine force dans ce fait, qu'on a aussi observé dans le mésentère de véritables lymphangiômes, ou chylangiômes caverneux, caractérisés par la présence de petites cavités, communiquant les unes avec les autres, tapissées d'endothélium et renfermant un liquide laiteux, auquel on a reconnu les réactions ordinaires du chyle. » (*loco citato,* p. 169).

Ces questions obscures de la pathogénie peuvent demeurer longtemps encore ignorées. Il est déjà intéressant de fournir un argument nouveau à l'appui de l'opinion, qui attribue au système lymphatique l'origine des kystes séreux du mésentère.

L'analyse de M. le prof. Em. Lenoble est intéressante à rapprocher du résumé de celles de Ch. Robin, qui se rapportent à la lymphe et au chyle des animaux :

	lymphe :				chyle :		
Eau..............	920	à	965	;	900	à	969
Chlorure sodique	4	à	6	;	5	à	7
Carbonate sodique....	1	à	2	;	non dosé :		
Phosphates	0,5	à	2	;	0,8	à	3
Albumine et plasmine	33	à	60	;	30	à	40
Fibrine et leucocytes.	1	à	5	;	0,73	à	4
Peptone...	3	à	4,5	;	6	à	8 (1)

D'autres observations viendront ultérieurement montrer si l'origine lymphatique des kystes séreux du mésentère est bien l'origine la plus commune, même pour les kystes énormes.

L'évolution de l'opinion scientifique sur la question de l'origine des kystes et même de toutes les tumeurs du mésentère se trouve exposée en termes curieux par M. Klefstad-Sillonville (de Melhus, Norwège) dans sa thèse de Paris, 29 juillet 1892, sur les *kystes chyleux du mésentère.* Sur toute la question des tumeurs du mésentère, « on s'en tenait à de maigres connaissances, à des idées spéculatives parfaitement

(1) *Dict. encyclop. des sc. méd.* Art. LYMPHATIQUE. Paris, 1870, p. 446.

fausses et à des théories plus ou moins risquées, lorsqu'en 1622, Aselli décrivit les chylifères et les ganglions auxquels ils se rendent. Cette grande découverte eut un énorme retentissement et devint le point de départ d'une série de travaux, qui eurent pour conséquence de limiter peu à peu toutes les maladies du mésentère dans les altérations des vaisseaux et ganglions lymphatiques qui s'y trouvent en si grand nombre. Ce sont là les idées qui sont le plus couramment admises dans l'état actuel de la science.

» Trois années après, Matheus Martini, de Halle (1), expose ses idées sur la question. Il montre toute l'importance qu'il attache à l'oblitération des vaisseaux lactés découverts par Aselli.

» Baillou, sans faire partir des vaisseaux blancs les tumeurs de la région, insiste sur les troubles que ces productions pathologiques apportent au cours de la lymphe (2).

» Sydenham mentionne des tumeurs mésentériques chez les enfants (3). — Haller, en 1740, cite quelques observations de lésions mésentériques et ajoute : « Sur des cadavres de ces » sujets, on trouve ordinairement un squirrhe des glandes

---

(1) *De morbis mesenterii obstrusionibus in scholis medicorum hactenus prætermissis.*

(2) Il y a ici une erreur imputable à une faute typographique. Guillaume de Baillou, dit Ballonius, est né à Paris en 1538; il y est mort en 1616. L'indication « Genève, 1672, opera omnia » est inexacte. Il existe huit éditions des œuvres complètes de Baillou : une seule est de Genève en quatre volumes in-4° avec une préface de Théodore Tronchin, qui en est l'éditeur; elle porte la date de 1762 et non 1672. Il y a évidemment une erreur typographique ; le mot suivant « *opera* » en porte une autre. Cette erreur (elle n'est malheureusement pas la seule du genre dans les documents relatifs aux tumeurs du mésentère ;) explique l'anachronisme qui prête à Baillou des notions sur le cours de la lymphe, alors que Baillou est mort six ans avant la découverte d'Aselli. Dans la même thèse, l'observation VI est la même que l'observation VIII avec un nom différent..., etc.

Ces erreurs n'empêchent pas que l'historique écrit par M. Klefstad-Sillonville demeure le document le plus intéressant et le mieux fouillé sur la question.

(3) *Opera omnia* ; Genevæ, 1723.

» mésentériques, qui, par l'accumulation de la lymphe, en » retarde le cours de telle sorte, que les canaux se brisent » sous sa pression incessante, d'où la pire espèce d'ascite. »

» Jusque-là la clinique n'a profité en rien de la découverte d'Aselli. Il en est découlé certaines vues, par trop exagérées, sur le rôle des vaisseaux chylifères et des ganglions mésentériques ; mais le chaos le plus complet n'en règne pas moins dans ce chapitre de pathologie.

» Il faut arriver à Morgagni pour voir une méthode d'observation vraiment sérieuse se substituer aux procédés d'études suivis jusqu'alors. L'illustre médecin italien est le premier à signaler la généralisation aux ganglions mésentériques de tumeurs des organes voisins. Il montre encore l'énorme développement que peuvent prendre les néoformations, qui ont pris naissance entre les deux feuillets de la séreuse ; il nous les fait voir dans leur marche progressive, refoulant les intestins, les écartant et venant se mettre en rapport avec la paroi abdominale antérieure (1).

» Lieutaud, qui publie ses observations en 1767, semble n'avoir tiré aucun profit des enseignements de Morgagni. Il n'a pas su s'élever à la hauteur suffisante, pour tirer ses conclusions des nombreuses trouvailles d'amphithéâtre dont il nous sert la nomenclature. — Sauvages ne tarde pas, d'ailleurs, à créer un nouveau courant, qui va avoir une influence déplorable sur la pathologie de la région et va longtemps faire piétiner la science. Les lésions ganglionnaires strumeuses sont, d'après lui, les seules grandes coupables. Tout pivote autour d'elles ; toutes les tumeurs mésentériques leur sont imputables ; et il les confond toutes avec le carreau qu'il

(1) « Il ne faut pas s'attendre à trouver dans les écrits de Morgagni des descriptions anatomo-pathologiques impeccables, ajoute M. Klefstad-Sillonville. L'état de cette science à son époque (1740) ne le lui permet pas ; mais les résultats qu'il a obtenus sont considérables, surtout si on se rapporte à ses devanciers, et aussi à ses continuateurs. » (p. 12.)

appelle *physoconia mesenterica* (1). — A Baumès revient le mérite d'avoir, en 1787, isolé nettement une des formes morbides atteignant le mésentère : la tuberculose ganglionnaire des enfants. — Il faut attendre le livre de Portal (2), pour trouver une classification des tumeurs squirrheuses, stéatomateuses, pierreuses, cancéreuses et hydatiques. Il indique nettement les principaux caractères cliniques leur appartenant et insiste sur la difficulté du diagnostic (3).

» Cruveilhier en 1831, Rokitansky en 1842, font mention, le premier d'un kyste dermoïde, et le second de kystes chyleux (4). Il nous faut attendre la nouvelle ère chirurgicale, pour voir la question entrer dans une phase nouvelle.

» On se met brusquement à ouvrir les ventres en toute sécurité ; et la laparotomie, pratiquée fréquemment, permet de découvrir, à diverses reprises, une tumeur du mésentère,

---

(1) « Aussi ne doit-on pas trop s'étonner, ajoute M. Klefstad-Sillonville, de voir Bosquillon attribuer à la *physoconia* quinze causes différentes : « Elle est due : *a*) aux hydatides ; *b*) aux tumeurs écrouelleuses ; *c*) aux » squirrhes ; *d*) aux sarcômes ; *e*) aux stéatômes ; *f*) aux tumeurs fon- » gueuses, qui affectent les glandes mésentériques. »

(2) *Cours d'Anatomie médicale*. Paris, an XII. 1803.

(3) « Ce fut là, ajoute M. Klefstad-Sillonville, un effort scientifique isolé. La parole de Portal ne porta pas tous les fruits qu'elle eût mérité de produire. La question n'intéressa bientôt plus personne ; et le carreau lui-même perdit bientôt de sa vogue. Le mésentère et sa pathologie furent à peu près délaissés. Valleix se borne à dire que les affections du mésentère sont très rares en tant que maladies primitives. Quant aux auteurs classiques, tels que Grisolle, Béhier et Hardy, Niemeyer, Bouillaud, Trousseau, Jaccoud, etc., ils n'en font même pas mention. » (*Ibidem*).

(4) « Ziegler et Orth, dans leur *Traité d'anatomie pathologique*, citent comme une rareté l'existence de kystes du mésentère. Il nous faut parcourir avec soin les *Bulletins de la Soc. anat.* pour y découvrir de loin en loin les quelques cas trouvés dans les nécropsies. » (*Ibidem*). Cependant Albers a observé un cas, où le canal thoracique se confondait avec la poche kystique. Le même auteur fait mention d'une ampoule de la citerne de Pecquet qu'il avait vue dans le cadavre d'un hydropique. (*Hannoversche annalen für die gesammte Heilkunde* : 1836 ; I. b. 2. p. 322). Rokitansky en a vu deux cas différents.

alors qu'on soupçonnait l'existence d'un kyste de l'ovaire. Spencer Wells s'est trouvé plusieurs fois dans ce cas; et il n'hésite pourtant pas à dire que les tumeurs mésentériques sont rares. M. Péan les considère comme relativement fréquentes, parce que, sur 300 laparotomies, il a trouvé trois kystes du mésentère.

» 1884 nous fait assister à l'apparition du premier travail de longue haleine sur les kystes du mésentère (1). — Deux années plus tard, M. Terrillon, à l'occasion d'un fait de sa pratique, réunit dans les *Arch. gén. de méd.* tous les cas de lipome observés dans le mésentère. — En 1886, M. Augagneur, dans sa thèse d'agrégation, traite des tumeurs du mésentère en général, mais ne fait point entrer dans sa classification les kystes chyleux. » — Killian a vu, à l'institut pathologique de Fribourg, en 1886, une lésion qui rappelle la dilatation ampullaire du réservoir de Pecquet et qui résultait d'une sténose de la portion inférieure du canal thoracique. « Un tissu cicatriciel racorni avait amené l'oblitération du canal thoracique. Cet obstacle au cours de la lymphe amena une dilatation considérable de tout le système des vaisseaux chylifères; on pouvait voir, dans les mésentères, des anévrysmes chyleux gros comme des grains de millet; il y avait une ascite chyleuse. » — Hahn fait, en 1887, une étude des kystes du mésentère dans le *Berliner klin. wochenschrift* (2). — C'est encore en 1887, que Bramman a fait paraître son mémoire sur les kystes chyleux de cette séreuse dans les *Archives de Langenbeck*. — Depuis cette époque..... (de nombreux observateurs) ont écrit sur les kystes du mésentère des pages du plus haut intérêt. » M. Klefstad-Sillonville a cru que le moment était

(1) Collet. *Essai sur les kystes du mésentère*; thèse de Paris, 1884.

(2) Presque tous les auteurs, d'après Hahn, s'accordent à admettre que ces kystes se développent dans les ganglions lymphatiques, les vaisseaux chylifères, ou la citerne de Pecquet. C'était, du moins, l'opinion de Rokitansky, qui expliquait son observation par un élargissement des espaces d'un ganglion mésentérique.

venu de faire une étude spéciale de l'une des variétés de ces kystes : c'est sa thèse.

Cependant l'origine des kystes du mésentère est demeurée obscure, parce qu'il n'a pas été fait de séparation nette et absolue entre des lésions anatomiques aussi différentes, que le sont des kystes dermoïdes et des kystes hydatiques ; entre des collections aussi peu comparables que des kystes hématiques et des kystes diverticulaires de l'intestin ; entre des foyers aussi dissemblables que le sont les kystosarcômes et les kystes chyleux ou séreux. — Il est cependant tout naturel d'admettre que, si tous les kystes du mésentère sont comparables par leurs connexions et par leurs rapports, parce que tous apparaissent et évoluent dans la même région anatomique, il n'y a rien et il ne peut y avoir rien d'absolu dans la nature, dans l'origine, l'étiologie, la pathogénie de tous ces kystes. Il est tout naturel d'admettre des kystes mésentériques qui diffèrent les uns des autres, comme on admet des angines de diverse nature, des laryngites d'origine variée, etc.

Pour certains kystes mésentériques, l'origine est à l'abri de toute controverse ; c'est le cas des kystes hydatiques, des kystosarcômes, des kystes hématiques et de quelques autres.

Pour d'autres kystes du mésentère, l'origine est demeurée obscure pendant longtemps. — En 1880, M. Merklen a démontré l'origine ganglionnaire *possible* des kystes du mésentère, par l'importante étude qu'il a faite de la pièce anatomique enlevée par M. Tillaux sur la malade de M. Millard (1). — Cette étude histologique, alors nouvelle, a trouvé, pendant la même année, une première confirmation dans le memoire

(1) On en trouve tous les détails précis, non seulement dans les *Bulletins de l'Académie de médecine de Paris*, mais encore dans la thèse de M. Collet, qui a pour base cette importante observation. *Essai sur les kystes du mésentère*. Paris, 1884. M. Merklen a nettement trouvé, dans la couche intermédiaire, certains éléments du ganglion lymphatique. Au milieu de ce tissu, il a observé des espaces arrondis, renfermant des cellules lymphatiques absolument intactes dans leur structure. En traitant les coupes par le pinceau, il a retrouvé le tissu réticulé normal.

publié par Werth à Berlin (1). — En 1883, Enzmann a trouvé un kyste chyleux du mésentère à l'autopsie d'une femme morte de péricardite (2). « Le rapport direct du kyste avec le canal thoracique était facile à montrer. La partie supérieure de ce dernier était fermée en plusieurs endroits par des thrombus organisés. » — Dans le rapport présenté par M. Fenomenoff à la *Société de médecine de l'Université de Kazan*, 19 avril 1888, on trouve la description des trois couches qui constituaient les parois du kyste. « La couche moyenne est fibreuse, pauvre en cellules et en vaisseaux; on y voit des îlots de tissu lymphoïde accumulé en certains endroits de façon à produire de véritables follicules; le réticulum est nettement visible et on y découvre encore des cellules lymphatiques; là où le tissu lymphoïde est disparu, on voit des foyers de dégénérescence. » (Klefstad-Sillonville, 26, 27.) — Dans l'observation de Solman (3), « on a noté une grande quantité de vastes espaces lymphatiques en forme de fentes et beaucoup de foyers de tissu cytogène, tissu qui forme les follicules lymphatiques. » Sur quelques coupes, on a constaté que les lumières des espaces lymphatiques se réunissent à la lumière du kyste.... Chaque coupe présente un réticulum bien distinct et tout à fait semblable au réticulum des ganglions lymphatiques..... ; enfin le pourtour, ou le centre de ces foyers est traversé par de vastes sinus lymphatiques. — En 1889 et 1890, M. Carson publie (4) des chiffres : sur onze cas de kystes chyleux du mésentère, huit venaient des gan-

(1) Werth signale catégoriquement l'origine du kyste dans l'oblitération des *vasa efferentia* d'un ganglion lymphatique du mésentère.

(2) Enzmann. *Beiträge zur pathol. anatomie der ductus thoracicus* Dissert. Basel. 1883. Cf. Klefstad-Sillonville. 30, 31.

(3) *Gazeta Lekarska*; Warszawa. 1889, n° 1. Cf. Klefstad-Sillonville, *thèse* Paris. 1892. 27, 28.

(4) *Journal of the american medical Association* ; june 1889 et may 1890. Il ajoute que, dans son cas, la tumeur devait être en rapport avec quelque gros tronc lymphatique ou avec la citerne de Pecquet.

glions lymphatiques et trois du canal thoracique. — Dans le cas de M. Trombetta, le professeur d'anat. path., qui fit l'autopsie, crut pouvoir diagnostiquer un abcès du mésentère par suppuration d'un ganglion lymphatique (1). — M. Arekion écrit en 1891 que les vaisseaux et les ganglions lymphatiques, qui y sont en grande abondance, sont les causes du plus grand nombre des kystes du mésentère. (p. 17.) Il y insiste (p. 21) et passe en revue les kystes dus au système lymphatique et formés, les uns aux dépens des vaisseaux, les autres aux dépens des ganglions. Il range dans le même groupe les kystes dont le contenu présente l'aspect du mastic dû à la présence des ganglions dégénérés et des kystes séreux, analogues aux kystes que l'on a signalés au cou, à l'aine, etc. (2). Il y revient encore ; (p. 24,) il attribue les kystes séreux les plus nombreux, (qu'il tient pour moins fréquents que les kystes hydatiques !) « à une dégénérescence kystique des ganglions lymphatiques du mésentère, semblable à celle que Brucy a décrite pour les ganglions du cou. » Les lymphangiômes et les adénolymphocèles en seraient le premier stade. (p. 29.) Ailleurs il attribue les kystes chyleux, (qu'il sépare absolument d'avec les kystes séreux,) « soit à l'obstruction, soit à la rupture d'un gros chylifère, ou du canal thoracique, soit à la transformation du lymphangiôme » (p. 25 ;) puis il admet, (p. 31,) que les kystes chyleux « peuvent avoir aussi une origine ganglionnaire ; et il est fort possible qu'ils puissent donner naissance à des kystes séreux. » (3).

---

(1) *Soc. it. di Chirurgia* ; V adunanza, Napoli, 1886 ; VIII adunanza, Roma, 1891.

(2) « Disons, ajoute M. Arékion, qu'on *tend à ne plus admettre* de kystes séreux développés dans une cavité préexistante, véritables hygromas du mésentère, comme le croyait M. Péan. »

(3) Il semble que M. Arékion ait sacrifié à contre-cœur à l'opinion de son temps pour séparer les kystes chyleux d'avec les kystes séreux. Après avoir énuméré quels liens rattachent entre elles ces deux variétés, M. Arékion insiste sur les types de transition. « Certains kystes décrits par les auteurs comme kystes séreux typiques, (Merklen et Werth),

M. Quénu écrit plus nettement en 1892 (*Traité de Chirurgie*;) et il cesse de séparer les kystes chyleux d'avec les séreux, pour admettre l'origine lymphatique des uns aussi bien que des autres.

M. Klefstad-Sillonville, dans sa thèse de Paris 29 juillet 1892, s'égare en bizarres récriminations Il reproche à à M. Collet (1) d'avoir désigné les kystes chyleux sous le nom de kystes ganglionnaires ; il reproche à M. Augagneur d'avoir décrit ces mêmes kystes sous le nom de lymphangiômes ; et, pour sortir de cette querelle de mots, il donne pour définition des kystes chyleux « des productions kystiques, dont la structure de la paroi révèle l'origine lymphatique, et dont le contenu, absolument caractéristique, consiste en un liquide rappelant en tous points le chyle. » (p. 16) (2).

M. Klefstad-Sillonville fait connaître des documents nouveaux : l'observation de Hlava, où l'autopsie fit découvrir un grand nombre de kystes, ayant des dimensions diverses depuis un pois jusqu'à une tête d'enfant, et un contenu semblable à du

---

contenaient un liquide lactescent, crémeux, riche en graisse. Même en admettant leur transformation secondaire possible en kystes séreux, puisque Ducasset, (*Soc. anat.* 1848,) dans un kyste multiloculaire, a trouvé des loges à liquide séreux et d'autres à liquide lactescent, *on peut, il nous semble*, ranger ces kystes dans la première période de leur évolution parmi les kystes chyleux. Rasch (*Brit. m. j.* 1889,) a décrit l'histologie d'un kyste chyleux formé, non pas aux dépens d'un ganglion lymphatique, mais par la rupture d'un volumineux vaisseau lymphatique. » (p. 32.) — Il s'exécute enfin dans sa troisième conclusion (p. 135). « On doit faire rentrer parmi les kystes chyleux la plupart des kystes séreux et huileux. »

(1) *Essai sur les kystes du mésentère*. Thèse de Paris. 1884.

(2) M. Klefstad-Sillonville connaissait l'article de M. Quénu, puisqu'il le signale dans son index bibliographique, qui est vraiment précieux. C'est probablement à cet article qu'il fait allusion lorsqu'il écrit : « On constate en ce moment dans la science l'existence d'un mouvement d'opinion (!) qui aurait encore pour conséquence d'élargir le domaine des kystes chyleux. Il est, en effet, fort probable que les kystes séreux du mésentère ont été primitivement chyleux, et que la nouvelle apparence de leur contenu relève de transformations successives et que nous ne pouvons indiquer. »

pus épaissi. Les plus petits avaient la « structure intacte d'une glande lymphatique. Le processus pathologique avait nettement frappé toutes les glandes lymphatiques du mésentère. » (p. 25) (1).

L'analyse de M. le prof. Lenoble apporte désormais un nouvel et important appoint, en renforçant l'argument *histologique*, par l'argument *chimique* et contrôlant l'un par l'autre (2).

L'origine des kystes du mésentère ne saurait être tenue pour univoque. On peut rencontrer dans le mésentère les processus kystiques qu'on rencontre partout ailleurs. Les kystes spéciaux sont en rapport avec la fonction spéciale de la région. La *structure lymphatique* d'une part, la *présence de la peptone* d'autre part acquièrent dès lors une valeur caractéristique et deviennent des éléments d'une définition pour les « KYSTES MÉSENTÉRIQUES PAR ALTÉRATION DU SYSTÈME DES CHYLIFÈRES. »

---

(1) Hlava. *Sbornik lekarsty* (en tchèque) Prague, 1887 ; et *Centralblatt für Gynaekologie*. 1889, n° 49.

(2) Il faut absolument des arguments de ce genre pour élucider le doute soulevé, — mais non prouvé, — par les théories séduisantes des kystes parawolfiens (Augagneur,) paraovariens (Coppens,) hygromas (Péan,) et même peut-être de la tête du pancréas (Gottschalk), théories qu'il ne faut pas généraliser.

En effet, comme l'observe M. Arékion, le tissu cellulaire intramésentérique est fermé en avant par l'intestin ; mais il communique en bas avec le tissu cellulaire du petit bassin, en haut avec celui que l'on rencontre entre les deux feuillets du mésocolon transverse, et en arrière avec celui de l'espace rétropéritonéal. Donc, si nous ajoutons, (continue M. Arékion,) que les feuillets peuvent être facilement décollés près de leur insertion vertébrale, on verra qu'il est parfaitement possible qu'un kyste du parovaire, (Coppens,) de l'espace rétropéritonéal, (Péan,) ou même de la tête du pancréas, (Gottschalk), en augmentant de volume, finisse par être inclus dans le mésentère. (pp. 16, 17).

Ces kystes divers sont donc possibles : mais il ne saurait suffire d'en supposer la nature ; il faut encore la prouver 1° par les rapports anatomiques, 2° par la structure histologique de la paroi, 3° par l'analyse chimique du liquide contenu dans le kyste.

La thérapeutique est, comme toujours, le but poursuivi ; le choix de la méthode thérapeutique est donc le point le plus important à discuter ; il est peut-être aussi le plus difficile. — Il est donc juste de prévoir et d'admettre le désaccord, et même la contradiction.

Entre l'extirpation et la marsupialisation, il semble plus chirurgical d'opiner d'emblée pour la première.

L'*extirpation*, observe M. Delmez, semble *a priori* une opération excellente ; elle termine les dangers à courir ; elle coupe les racines du mal ; elle expose moins à la septicémie, que n'évitent pas toujours le drainage et l'antisepsie la mieux entendue ; enfin elle supprime toute menace de récidive. (pp. 56, 57). Aussi on comprend que M. Augagneur se soit prononcé pour l'extirpation ; c'est un choix qui s'appuie sur les heureux résultats de MM. P. Tillaux, (*Acad. méd. Paris*, 14 sept. 1880 ;) Werth, (*arch. f. gynekol. Berlin*, 1880, 1882 ;) Kosinski, (Solman, *Gazeta* Lekarska, Warszava, 1889, 1 ;) (1) Buchner, (*Amér. j. of med. sc.* oct. 1882 ;) Hahn, (*Berliner klinische wochenschrift*, 1887 ;) Gottschalk (2) ; Rubeska, (*centralblatt für gynäk. Leipzig*, 1889 ;) H. Duret, (*J. des Sc. méd. Lille*, 1890 ;) Trombetta, (*Soc. ital. chir.* 1891 ; (Tuffier, (*Soc. chir. Paris*, 27 juill. 1892).

Dès 1880, M. Péan opine « qu'il est *toujours difficile et*

---

(1) Le prof. Kosinski eut la bonne fortune de guérir son opérée, fille de 20 ans, bien que le kyste se fût rompu pendant son opération, (faite le 19 mai 1880) et qu'il se fût échappé environ un litre du liquide épais comme de la crème, avant que des pinces fussent appliquées sur l'orifice du kyste. (Cf. Klefstad-Sillonville, pp. 70-75.)

Il est à remarquer que M. Tillaux a eu la même surprise. Il n'est sorti aucun liquide du trocart. A l'issue du trocart, survint un jet de matière liquide, crémeuse, jaunâtre....

(2) Observation citée par E. Hahn : kyste du mésentère, partant de la tête du pancréas ; laparotomie ; extirpation ; guérison.

Le diagnostic est moins certain et la méthode est moins prouvée pour l'opération de J. Knowslay Thornton, de l'hôpital Samaritain. *British med. j.* 1882.

périlleux de tenter la dissection et l'énucléation » pour extirper un kyste du mésentère (1).

En mai 1889, M. Terrillon oppose à la méthode de l'extirpation l'obstacle imputable aux adhérences que présentent ces sortes de kystes, dont il est impossible de triompher et qui nécessitent la suture avec drainage.

En novembre de la même année, M. Rasch écrit dans *The Lancet* : « ce serait une grosse faute que d'essayer d'énucléer, ou d'exciser ces kystes, car, en procédant ainsi, on enlèverait le mésentère ; et, par ce fait, les vaisseaux nutritifs de l'intestin seraient sectionnés. » (Trad. de M. Arekion, pp. 49 et 50) (2).

M. Tuffier s'est également trouvé dans l'impossibilité de pratiquer la décortication.

M. Delmez objecte le danger de sacrifier des vaisseaux mésentériques et de sacrifier ainsi la vitalité d'une portion de l'intestin pendant les manœuvres d'extirpation. Cette crainte est loin d'être chimérique : la seconde observation de M. Roux, (de Lausanne) lui a fourni un nouvel appui au *VII*e *Congrès français de Chirurgie* en 1893 ; — M. Delmez précise : il tient « l'énucléation pour applicable surtout aux petits kystes sans adhérence et l'incision avec drainage, (on est obligé de s'en contenter,) dans les grands kystes avec adhérence. » (8me conclusion ; p. 60).

En s'écartant de cette règle, on fait courir à la malade des dangers, qu'il est bon de rappeler. Une opérée de Caster a succombé en 1882 dans ces conditions. Après la laparotomie, on évacua 16 pintes de liquide kystique (3) « Voyant qu'il serait

---

(1) La même année, paraît à Zurich la *dissertation inaugurale* d'O. Roth, qui relate l'extirpation d'un lymphangiome kystique du mésentère. L'opérée mourut : on trouva une invagination de l'intestin grêle. (Cf. Klefstad-Sillonville, p. 82.)

(2) Il y a un peu d'exagération dans cette appréciation de l'auteur anglais ; une bonne énucléation, bien limitée au kyste, ne supprime *rien du mésentère*.

(3) *British medical journal*, 1883.

impossible de débarrasser le kyste de la place où il était inséré, on tenta de l'extirper, en enlevant les parties du péritoine, qui le recouvraient; mais on fut forcé d'y renoncer à cause de la quantité de vaisseaux, qui furent ouverts et à cause de l'hémorrhagie..... Le kyste fut attaché à la paroi abdominale par des sutures en catgut..... L'opérée alla bien pendant 24 heures....; puis elle présenta des symptômes de septicémie avec hémorrhagie interne; et, s'affaiblissant rapidement, elle mourut six jours après l'opération .... Une des larges veines du kyste avait été percée par l'aiguille à suture, en rattachant le kyste à la paroi abdominale. » Cet accident est également relevé par M. Arekion. L'hémorrhagie et la septicémie auraient pu être évitées, si la marsupialisation avait été pratiquée d'emblée, sans tâtonnements; elle était suffisamment indiquée par le gros volume du kyste, qui contenait 16 pintes.

On s'explique mal que M. William Robinson ait tenté l'extirpation, le 7 septembre 1889, sur une petite fille de 24 mois. L'opération dure une heure; elle est suivie de collapsus. L'enfant succombe le surlendemain (1).

Le Docteur Watts, en 1879, n'avait pas été plus heureux. Le kyste fut enlevé par énucléation; mais la malade succomba des suites de l'opération (2).

La méthode de l'extirpation est encore plus difficile et plus aléatoire, « lorsque des ponctions exploratrices inopportunes ont fait contracter des adhérences entre la paroi abdominale et le kyste mésentérique. » (Arekion, 26.) Ce sont de graves difficultés, qu'il faut prévoir pour le temps du dégagement de la portion antérieure de la tumeur. Heureusement, on peut les éviter, en ne faisant pas de ponction.

La méthode de l'extirpation est tout aussi difficile, tout aussi directement menaçante, lorsqu'une coalescence est établie entre la paroi kystique et celle de l'intestin. Les deux faits

(1) *British medical journal.* 1891.

(2) *American journal of obstetrics.* 1879. 333.

connexes de la disparition de la tumeur après une débâcle intestinale et de la ressemblance avérée du liquide de la débâcle d'une part, et du liquide d'une ponction kystique encore récente d'autre part, ont démontré entre les mains de M. Menziès (1) puis de M. Albutt (2) qu'il existe un moment où l'évacuation par l'intestin est imminente. — A ce moment les manœuvres de décortication peuvent accomplir une perforation du canal digestif, perforation, qu'une heureuse marsupialisation aurait des chances d'écarter.

Il ne faut cependant jamais perdre de vue les conditions anatomiques, en présence desquelles se trouve toujours le chirurgien, qui porte le bistouri sur le mésentère et qui entreprend l'extirpation d'une tumeur, (kyste ou autre,) du fond de cette région. M. Arekion n'exagère pas, lorsqu'il écrit : « les deux feuillets sont séparés l'un de l'autre par du tissu cellulaire abondant, la veine cave inférieure, les origines de la grande veine azygos, l'aorte, les gros vaisseaux lymphatiques qui se rendent à la citerne de Pecquet, les insertions inférieures du diaphragme et les origines du psoas. Le plexus solaire, à sa sortie des ganglions semi-lunaires, se trouve en rapport avec ce bord du mésentère, *ce qui explique les dangers de l'extirpation* des tumeurs du mésentère situées au voisinage de son insertion vertébrale : phénomène du *shock*, diarrhée incoercible, etc. » (pp. 15, 16.) (3).

La crainte de l'hémorrhagie, primitive ou secondaire, doit également être envisagée. Indépendamment de la température

---

(1) Abdominal tumours ; *the Lancet*, aug. 1883.

(2) *Ibidem* ; 7 juill. 1883.

(3) Il est inévitable que, pour un kyste mésentérique, l'augmentation du volume déplisse largement les deux feuillets de la séreuse : il en résulte que, dans une étendue plus ou moins importante, la paroi kystique se trouve immédiatement en rapport avec les corps vertébraux, et par conséquent avec le plexus solaire, qui s'y trouve accolé. — Seuls les kystes de petit, ou de moyen volume, sont à l'abri de ce pressant danger du voisinage du plexus solaire.

élevée et de l'extrême mobilité des organes de la région, (conditions connues pour entraver l'hémostase,) il faut compter avec l'importante vascularisation de la paroi, surtout pour un angiôme kystique. Encore si l'on rencontre une paroi aussi peu vasculaire que le pense M. Arekion pour le type ordinaire (1), le danger ne fait que changer de forme, car « ces tumeurs sont trop fréquemment encadrées par de gros vaisseaux mésentériques, qui peuvent être la cause d'hémorrhagies secondaires, redoutables après une extirpation. » (p. 27.)

Après de semblables considérations, on ne peut s'étonner que M. Arekion se prononce sévèrement sur l'extirpation. « Bien inférieure comme résultats, elle est peut-être plus tentante pour le chirurgien. Elle doit être irrévocablement rejetée toutes les fois que le kyste a atteint ou lorsqu'il est partiellement situé près de l'insertion vertébrale du mésentère, c'est-à-dire au voisinage du plexus solaire. L'opération est, en effet, laborieuse ; elle a duré quatre heures dans un des cas de M. Péan. Aussi observe-t-on fréquemment la mort par shock. La section des vaisseaux du mésentère peut d'ailleurs amener la sphacèle de l'intestin. » (p. 50.) M. Arekion en fournit la preuve par une observation, non de kyste, mais de myxosarcome du mésentère : la mort est survenue par ce mécanisme environ 30 heures après une opération très habilement menée. Puis il ajoute : « la mort peut encore survenir par hémorrhagie secondaire au niveau du pédicule, par péritonite, par diarrhée incoercible avec vomissements et autres symptômes cholériformes, dus sans doute à l'extirpation du plexus solaire par l'opération. » (p. 54.)

Un autre accident à prévoir est celui de la rupture du kyste au cours des manœuvres de la décortication. Il en résulte inévitablement l'issue d'une quantité plus ou moins grande du

(1) Il y a sur ce point une contradiction apparente dans cette thèse, très méritoire par ailleurs, puisqu'on lit p. 27 « les parois des kystes du mésentère sont ordinairement peu vasculaires ; » tandis qu'on lit p. 30 « la paroi (des kystes séreux) est très vasculaire. »

liquide kystique dans les replis nombreux et mobiles de la séreuse péritonéale. — Pareil accident est arrivé pendant l'opération du prof. Kosinski, avant de troubler celle de M. le prof. Tillaux et probablement bien d'autres encore. — L'heureuse terminaison des deux opérations qui viennent d'être rappelées prouve qu'il ne faut pas exagérer l'importance de cet accident, d'autant plus à prévoir, que la paroi kystique présente plus de minceur. Deux motifs expliquent cette innocuité relative : c'est d'abord la sollicitude et la dextérité des opérateurs, qui ont fait une toilette péritonéale, aussi complète, aussi parfaite que possible ; c'est ensuite et surtout la nature aseptique et même *imputrescible* de la matière épanchée dans la grande séreuse par la rupture des kystes du mésentère (1).

Il ne faut cependant pas trop subir la pénible impression, que laisse un échec, dont on a été témoin, surtout lorsqu'il s'agit d'un aussi mauvais cas, que celui dont M. Arekion relate la très intéressante histoire. Il ne faut surtout pas généraliser sous cette fâcheuse impression. C'est un écueil ; — et il est curieux d'en rapprocher l'excès contraire, qui se trouve dans la thèse de M. Klefstad-Sillonville, encore sous le charme du succès, qu'il a vu dans le service de M. Tuffier.

---

(1) Il est à remarquer combien contrastent les résultats des opérations faites sur les intestins d'une part, les opérations sur les voies biliaires et sur les kystes du mésentère d'autre part. — Pour les intestins, la moindre fissure est septique et les opérations qu'on y pratique ont peu de succès, peu d'avenir. — Pour les voies biliaires, on a l'avantage de manier un liquide, qui est l'*antiseptique physiologique* de l'intestin. — Pour les kystes du mésentère, on a un liquide qui ne se putréfie pas ; il forme un milieu de culture tellement résistant, que Bramann a conservé neuf mois le liquide extrait par Von Bergmann : ce liquide était absolument inaltéré, bien qu'il eût été conservé dans un vase ouvert ou légèrement couvert et, plus tard, dans une bouteille fermée avec un bouchon ordinaire. On ne trouve aucun signe de décomposition ou de putréfaction, propriété qui est, ajoute Bramann, caractéristique du chyle. (Cf. *thèse* de M. Klefstad-Sillonville, p. 87). Rasch signale, comme d'autres, que, pendant son opération, « il tomba un peu de liquide dans le péritoine. » (Cf. *ibidem*, p. 100).

D'après M. Klefstad-Sillonville, « la décortication du kyste doit être considérée comme l'opération de choix. C'est l'intervention radicale par excellence et ses succès ne se comptent plus. La difficulté d'opération est grande peut-être ; mais, entre les mains de chirurgiens expérimentés, elle donne des résultats merveilleux. N'a-t-on pas vu MM. Tillaux et Tuffier pratiquer cette énucléation du kyste sans faire courir aucun danger à leur malade, et sans qu'aucun vaisseau bien important soit lésé ? M. Tuffier n'a eu que quelques pinces à mettre sur les veines du mésentère.

» D'ailleurs, on ne doit pas s'exagérer outre mesure la crainte de quelques sections vasculaires ; et l'exemple de Büchner, s'il ne doit pas être imité, est là pour rassurer néanmoins. Ce chirurgien, au cours de l'extirpation, se vit obligé de couper et de lier successivement de grosses branches des artères mésentériques supérieure et moyenne. Il n'en résulta rien de fâcheux pour l'intestin.....

» En somme, on doit toujours essayer l'énucléation. Si la chose paraît impossible, on doit imiter la conduite de Goggans et procéder immédiatement à la suture de la plaie du kyste aux bords correspondants de l'ouverture abdominale. » (pp. 57-58.)

Il serait superflu d'insister sur le contraste, qui oppose l'enthousiasme de M. Klefstad-Sillonville à la sévère appréciation de M. Arékion. Entre ces deux extrêmes, se range très simple et très calme un jugement qui fait la part de chacun.

La méthode de l'extirpation est la bonne, à la condition d'ajouter que la décortication ne sera même pas tentée, si le *kyste* est *énorme* ; qu'elle ne le sera pas davantage, si l'insertion du kyste présente *en arrière une large dimension* et menace ainsi le plexus solaire, ou les gros vaisseaux du mésentère. M. A. Frentzel, en 1892, s'est montré trop sévère, en réservant « l'extirpation pour les kystes libres avec adhérences très lâches ».

« Au cours de la manœuvre opératoire de l'extirpation, si l'on reconnaît qu'on ne saurait faire l'énucléation totale, on se bornera, écrit M. A. Frentzel, à exciser la portion libérée du kyste, ou, si ce reliquat de la poche kystique est peu volumineux et n'est pas recouvert de gros vaisseaux, on l'enlèvera aux ciseaux, on suturera les deux lèvres de la plaie mésentérique et le tout sera abandonné dans l'abdomen. » — Jamais pareille conduite ne sera suivie par la chirurgie française : on fera la marsupialisation, toutes les fois que l'énucléation ne pourra pas être totale. — Il y a un bon conseil à retenir dans ce qu'écrit ensuite le même M. A. Frentzel : « En aucun cas, il ne faudra faire l'*arrachement* de la paroi kystique ; si elle tient à sa surface d'insertion mésentérique, on l'abandonnera, à moins qu'il ne soit possible de la détacher soigneusement aux ciseaux. Ce qu'il faut éviter, en effet, comme le double danger de cette énucléation des tumeurs mésentériques, c'est aussi bien de faire une large plaie au mésentère, que de sectionner les grosses branches vasculaires de l'intestin, car le sphacèle intestinal en sera la conséquence inévitable (1). »

L'extirpation doit être complète, — ou bien elle doit être remplacée par la marsupialisation.

La décortication doit être poursuivie en vue d'assurer l'hémostase immédiate et l'hémostase post-opératoire. C'est assez dire qu'il faut savoir renoncer à la torsion et à la forcipressure, pour multiplier les ligatures, qui donnent de meilleures garanties hémostatiques.

La plaie faite au mésentère sera suturée, soit au catgut, soit à la soie antiseptique, avant d'entreprendre le lavage du péritoine, qui précède immédiatement la suture de la plaie de laparotomie.

Les suites opératoires de l'extirpation sont d'ordinaire dépourvues d'intérêt. Toutefois l'observation de V. Rubeska

---

(1) *Deutsche Zeitschrift für Chirurgie ;* 1892 ; XXXIII ; 2, 3 ; — Cf. *Semaine médicale* ; Paris, 1892, 216.

mérite d'être signalée. Chez une paysanne de 19 ans, il pratique, le 11 septembre 1887, une laparotomie ; il reconnaît un kyste mésentérique du volume du poing ; il découvre, en même temps, qu'une portion de l'épiploon adhère d'une part à la tumeur sur une surface aussi large qu'une pièce de deux francs, et d'autre part à la paroi abdominale immédiatement au-dessus de la symphyse pubienne. Ces portions adhérentes sont régulièrement enlevées ; le kyste est décortiqué ; la plaie du mésentère est suturée et le ventre est fermé. Pendant les cinq premiers jours, les suites furent bonnes ; puis survinrent des vomissements bilieux et du ballonnement de l'épigastre avec une vive agitation ; (lavages de l'estomac et lavements nombreux et copieux). La situation ne s'améliore que temporairement, puis s'aggrave de nouveau ; enfin le dixième jour apparaît une eschare de la région sacrée et les symptômes de l'obstruction intestinale s'accentuent. On sent un empâtement au-dessous du duodénum, probablement vers le siège primitif du kyste, et on prépare une laparotomie pour le lendemain. Le lavage de l'estomac, renouvelé le soir même, est suivi d'une telle rémission de tous les symptômes, qu'il est sursis à l'opération ; et la malade se guérit, comme si le massage explorateur avait fait disparaître la cause de l'obstruction (1).

La *marsupialisation* d'un kyste du mésentère s'impose et devient une méthode de choix, lorsque les conditions ne sont pas suffisamment favorables pour mener à bien l'extirpation complète.

Elle est tenue pour telle par M. Péan (2), en 1880; par Von

(1) Rubeska. — *Centralblatt für Gynækologie*. Leipzig. 1889, n° 49. — Cf. Klefstad-Sillonville, *thèse*, p. 88, 91.

(2) *Traité des tumeurs de l'abdomen ;* Paris, 1880, I. 1103. « Une seule méthode de traitement nous semble digne d'être appliquée avec des chances nombreuses de succès. C'est celle que nous avons déjà fait connaître dans nos considérations générales sur le traitement des tumeurs de l'abdomen, sous le titre de traitement par suppuration avec conservation de la portion profonde et adhérente du sac, suture des lèvres de cette plaie formée en bourse aux lèvres de la plaie des parois abdominales et application d'une canule à demeure. »

Bergmann en 1886 ; par Hahn en 1887 ; par Killian en 1888 ; puis par M. A. Demons de Bordeaux en 1889, qui obtient deux succès, par M. Terrillon, qui en obtient trois (1), par M. Duret lui-même (2).

En février, 1878, Lawson Tait s'était borné à ponctionner et à drainer le kyste mésentérique de sa malade ; et il eut la satisfaction de la guérir complètement (3).

Le 17 avril 1886, Von Bergmann n'a pas jugé énucléable le kyste chyleux, qu'il venait de ponctionner après la laparotomie et qui n'avait cependant que le volume d'une tête d'enfant, 700 à 800 grammes ; il se contenta de suturer l'ouverture du sac aux lèvres de la plaie abdominale et d'y placer deux gros drains. L'opéré, vieillard de 63 ans, guérit parfaitement (4) au bout de cinq semaines.

En 1888, M. Coppens, dans son article du *Bulletin médical* se prononce en faveur du drainage, malgré les reproches de récidive et de longue durée de l'écoulement.

En 1889, M. Rasch opine de même dans *the Lancet* et dans les *comptes rendus de la Société obstétricale de Londres*. Le seul moyen qui promette le succès est de vider le contenu, de permettre le facile écoulement du liquide, s'il se reformait, et d'éviter les tiraillements de l'intestin, en suturant le mésentère à la plaie abdominale ; il y ajoute un drainage à la gaze iodoformée, une irrigation antiseptique, etc. (5).

---

(1) *Société de chirurgie de Paris*, 20 mai 1891. M. Terrillon ne paraît pas avoir préféré d'emblée la marsupialisation Au cours de son opération du 6 nov. 1887, il fit une tentative de décortication, qu'il prolongea pendant un quart d'heure sans résultat. Chez son opérée du 15 juin, « l'énucléation fut essayée, mais devint impossible, surtout au voisinage de l'intestin. » Chez son opérée du 27 mai 1889, « la décortication, essayée, fut jugée impossible à cause de l'hémorrhagie et de la blessure du mésentère. »

(2) *Loco citato*, p. 587.

(3) *Traité des maladies des ovaires*, trad. française, 291.

(4) *Berliner klinische Wochenschrift*. 4 oct. 1886.

(5) Traduction de M. Arekion ; *thèse*, 1891, p. 50. Cf. aussi trad. de M. Klefstad-Sillonville, pp. 100-102.

M. Mendès de Léon a fait et refait la marsupialisation en 1890 (*Nederl. Tijdschv voor Verlosh en gynec.*, 1890, n° 2, p. 147 ; Cf. *Schmidls Jaresbericht*, 1891, 186) (1).

Cette méthode a donné plus de guérisons que ne l'a fait la méthode de l'extirpation, d'après MM. Duret et Lancial.

M. Bianchi en a relaté encore un succès à la VIIIme sess. de la *Soc. it. de chirurgie* (Rome, oct. 1891) (2).

M. A. Frentzel en a publié un autre en 1892 attribuable à M. Lücke. (*Deutsche Zeitschrift für Chirurgie.* XXXIII, 2 ; 3.)

M. Tuffier en a résumé encore un, (c'est le second de sa présentation,) à la *Société de chirurgie de Paris* (27 juillet 1892, p. 584).

M. Lohlein, après avoir excisé une portion de kyste aussi grande que la paume de la main, a fait une large ouverture marsupiale, qu'il a drainée à la gaze iodoformée (*Berliner medicinische Wochenschrift*, 1889). Deux mois plus tard, il ouvre une seconde fois l'abdomen pour sectionner les adhérences du sac à la paroi et supprimer ainsi des accidents d'obstruction intestinale (3). La malade a guéri.

M. Arékion tient la marsupialisation pour la méthode de choix dans presque tous les cas, (p. 49.) Faisant la comparaison avec l'extirpation, il trouve « les dangers de la marsupialisation

---

(1) M. Mendès de Léon a tenté la fortune de l'énucléation ; mais il ne l'a « extirpé que partiellement, de peur d'amener du sphacèle de l'intestin...
» Le septième jour, on ouvre de nouveau le ventre, à cause du prolapsus par la plaie d'une anse intestinale, qu'on ne peut reduire. On trouve alors, sur la poche, un autre petit kyste qui est ponctionné. On fait une nouvelle suture à la paroi, après lavage. La guérison était parfaite après quatre semaines. » (Cf. *thèse* Arékion. p. 98).

(2) La statistique de M. Bianchi en 1891 donne sur 22 marsupialisations : 19 guérisons, 2 morts, 1 récidive.

(3) Le sac, soudé à la paroi abdominale, ne contenait plus de traces de sérosité. Les parois de l'intestin grêle étaient normales et mobiles, mais gênées par les adhérences du sac à la paroi. Ces adhérences ont été simplement sectionnées. (Cf. *thèse* Arékion ; 91).

bien moindres. Il relève le reproche d'amener fatalement une suppuration plus ou moins longue, qui retarde la guérison. Cela est vrai ; mais le trauma est moins grand et par suite les chances de succès plus sérieuses ». (p. 54,) Pour entraîner les convictions, il donne une statistique de 83 opérations : — 25 ponctions : 1 mort, 7 guérisons, 87,5 % : nombreuses récidives. — 24 extirpations : 8 morts, 16 guérisons, 66,66 %. — 24 marsupialisations : 2 morts, 22 guérisons, 91,66 %. — Sa septième conclusion est nette : « la marsupialisation est plus longue que l'extirpation ; mais elle est aussi la méthode la plus sûre : elle évite surtout le shock, le sphacèle de l'intestin et la diarrhée incoercible. » (pp. 135, 136).

M. Klefstad-Sillonville observe que « la marsupialisation ne peut être considérée comme une opération sans danger. » Il en donne pour preuve « le cas de Löhlein, qui, ayant pratiqué cette opération, se vit obligé d'en refaire une nouvelle neuf semaines après, parce que la malade présentait des symptômes d'occlusion intestinale. Il s'était formé, entre l'intestin et le sac fixé à la paroi, une série d'adhérences, qui le forcèrent à pratiquer de nouveau la laparotomie, à détacher le sac et les adhérences et à abandonner la poche dans la cavité abdominale. » (p. 58.) Cette opérée a d'ailleurs été guérie : ce cas de Löhlein ne peut donc être un reproche grave. — M. Klefstad-Sillonville écrit ailleurs (p. 57), que la marsupialisation « devra être faite toutes les fois que le volume du kyste, sa vascularisation trop abondante, des adhérences multiples rendront la décortication impossible. On devra la préférer carrément (*sic*) à la ponction. »

Pour faire choix entre les deux méthodes thérapeutiques, il convient de fixer les idées, en envisageant nettement les deux types les plus extrêmes et en faisant abstraction des innombrables formes de transition, qui sont inévitables matières à intarissables discussions.

Le type peu volumineux est relativement bien accessible, comparativement peu adhérent. On peut espérer en pratiquer l'énucléation avec une certaine rapidité. Il n'est pas équitable de priver l'opéré de cette précieuse ressource, et de ses grandes probabilités d'une guérison certaine, complète et rapide.

Le type très volumineux est, comme l'observe M. Delmez, en rapport avec une multitude de vaisseaux nourriciers de l'intestin ; les adhérences sont plus fréquentes, plus nombreuses et plus menaçantes ; les dangers de l'extirpation croissent à mesure qu'on se rapproche de la paroi postérieure de la cavité abdominale, si riche en vaisseaux et en nerfs. (p. 58.) Ce sont les arguments de M. Trombetta lui-même, qui, après avoir opéré avec succès l'extirpation d'un kyste du mésentère, a préféré ne pas tenter l'extirpation d'un kyste du pancréas et s'est borné à la marsupialisation. « Le siège très profond de ces sortes de tumeurs, leur vaste base d'implantation, enfin la fréquence des hémorrhagies post-opératoires rendent nécessaire la conservation d'un trajet ; et M. Trombetta en est tellement convaincu, que, *si la poche était trop petite* pour se prêter à la suture avec la paroi abdominale antérieure, il n'hésiterait pas, à l'exemple de Chew, Cathcart et Gould, à établir un drainage de la paroi abdominale postérieure. » (1).

Quoi qu'il en soit, il faut toujours commencer par une laparotomie. On fait ensuite une exploration suffisante (2) pour bien juger ; alors seulement on se détermine. M. le Docteur Quénu résume bien cette conduite actuellement admise par les chirurgiens sans parti pris.

---

(1) Compte rendu de la *Revue de chirurgie ;* Paris, 1892; XII. 890.

(2) Deux fois il est advenu qu'une laparotomie, entreprise pour un kyste du mésentère, a dû rester simplement exploratrice. (Cf. *thèse* Arékion ; xxxii et xxxiii).

Une femme de 31 ans, *ponctionnée plusieurs fois* pour un kyste de l'abdomen, en arrive à souffrir de vives douleurs, qui nécessitent l'usage de la morphine et déterminent la malade à demander le secours de la chirurgie. — Le 10 septembre 1887, une laparotomie est faite ; mais, la tumeur adhérant aux parties voisines, on n'y toucha pas ; et le ventre fut refermé. — Le 2 oct., la plaie s'ouvre superficiellement, mais la cavité péritonéale reste close. — Le 7 oct., l'opérée succombe. On trouve, à

« A notre idée, écrit-il, l'ablation, si elle doit être facile est la méthode de choix ; c'est donc la laparotomie, qu'il faut pratiquer, d'après les règles ordinaires. — Si l'extirpation, d'après le nombre et l'étendue des adhérences, paraît devoir entraîner trop de dangers, on peut se rabattre sur l'incision avec suture des bords du kyste à la paroi et drainage. (1).

Cette pratique elle-même ne sera pas toujours exempte de difficultés : (2) dans un cas de kyste hydatique, que recouvraient des anses intestinales, Kuëster eut toutes les peines à trouver, dans leur interstice, assez de place pour vider le kyste et fixer les lèvres de l'ouverture à l'incision pariétale. » (3).

Il convient toutefois d'adopter la règle formulée par M. Klefstad-Sillonville, dans la dernière conclusion de sa

---

l'autopsie, un kyste séreux du mésentère, à paroi épaisse et régulière ; les lèvres du péritoine étaient guéries. (Roberts ; *med. press and circular* ; *Brit med. j.* 1888.) — N'est-il pas permis de se demander si une laparotomie, faite avant toute ponction, n'aurait pas été plus heureuse.

Une femme de 30 ans, qui a subi antérieurement un curettage utérin, est atteinte d'hématocèle rétro-utérine ; elle est ensuite atteinte d'une hernie ovarienne droite ; enfin elle souffre, s'amaigrit et présente le soir une température entre 38° et 39°. — Une laparotomie, faite le 26 décembre 1890, découvre une hématocèle pelvienne intra et extra-péritonéale, des kystes du ligament large et encore des kystes rétropéritonéaux ; l'opération se borne à cette exploration et l'opérée succombe le 3 janvier 1891. (Jules Pépin. *Soc. d'anat. et de phys. de Bordeaux*, 1891 ; — *J. de méd. de Bordeaux*, 24 mai 1891). — C'est un mauvais cas, de ceux qui ne font juger, ni un procédé, ni une méthode, ni surtout un chirurgien.

Encore dans ces conditions malheureuses, une laparotomie est moins aveugle et moins dangereuse qu'une ponction. Elle laisse la satisfaction de n'avoir pas refusé une chance de succès dans une situation, où le doute, toujours permis, se trouve plus particulièrement justifié.

(1) Soit avec des tubes, soit avec des mèches de gaze iodoformée. comme l'a pratiqué avec succès Carson. (*Kystes chyleux ; Journal of the American medical Association*. 1890.)

(2) M. Terrillon insiste sur les adhérences des kystes du mésentère et des liens cellulo-vasculaires, qui les rattachent souvent à l'intestin ; aussi conseille-t-il, à la façon de Hahn et de M. Péan, de les traiter par l'incision ; ses cinq opérées ont guéri (Quénu.)

(3) *Traité de chirurgie*. Paris, 1892 ; VII, 171.

thèse de 1892 : « la marsupialisation doit être pratiquée, lorsqu'on se trouve dans l'impossibilité absolue d'exécuter l'énucléation totale, soit par suite des adhérences trop importantes de la tumeur, soit par la nécessité où serait l'opérateur de léser un grand nombre de vaisseaux mésentériques, dont l'oblitération menacerait la vitalité de l'intestin » (p. 113).

Cette règle vaut mieux que celle de M. A. Frentzel : « S'il existe des adhérences un peu étendues et résistantes, on pratiquera l'aspiration d'une partie du contenu kystique ; on fixera la poche à la paroi et on l'ouvrira dans la même séance, ou quelques jours plus tard, (opération en deux temps) » (1).

Mieux vaut préférer une bonne marsupialisation, à une extirpation mauvaise, qui menace d'hémorrhagie secondaire, de péritonite septique, ou de gangrène partielle de l'intestin.

Au moment de prendre un parti, il faudra tenir compte d'une indication, qui est signalée par M. Péan. — L'envahissement du mésocolon qui soutient le gros intestin et l'S iliaque « est une condition encore plus désavantageuse, dit-il, au point de vue de l'intervention chirurgicale, en ce qu'elle détermine dans les anses intestinales les changements de rapports les plus inattendus et contraint l'opérateur à faire plus de délabrements. » Cette considération n'est pas un motif de découragement ; c'est une *raison de préférer la marsupialisation*, qui fait moins de délabrements que l'extirpation.

Il faudra, en outre, tenir compte de l'étendue de l'insertion du kyste en arrière. Plus est large cette surface d'insertion vers l'espace cellulaire rétropéritonéal, plus est menaçant le danger de blesser le plexus solaire, le danger de voir éclater les symptômes du shock, avec ses craintes de mort immé-

(1) *Deutsche Zeitschrift für Chirurgie* ; 1892 ; XXXIII ; 2, 3. — Cf. *Semaine médicale*. Paris, 1892, p. 216. L'opération en deux temps a une valeur, dont il est permis de discuter subsidiairement. — Sur le principe, M. Frentzel fait trop bon marché de la méthode de l'extirpation, puisqu'il la repousse déjà, lorsque les adhérences sont *un peu* étendues et résistantes. Il n'est pas judicieux de renoncer *pour si peu* aux avantages de la méthode de l'extirpation, lorsqu'elle est encore réalisable.

diate (1). — C'était particulièrement le cas pour l'opérée de M. Demons, de Bordeaux, le 14 juin 1891. Une première ponction avait donné du liquide chocolat, une seconde du liquide laiteux ; d'autres suivirent ; mais il était encore impossible d'énucléer le kyste ; partout existaient des adhérences intimes. Avec la main introduite dans les différentes poches ainsi vidées, on peut aller très loin jusqu'au fond des hypochondres et contre la colonne vertébrale, qu'on peut pincer entre les doigts ; elle n'est séparée de la main que par l'épaisseur des parois du kyste. Vu l'impossibilité d'énucléer la poche, on fit la marsupialisation. La guérison fut rapide et complète (2). — C'est une laparotomie médiane, qui avait été faite dans ce cas. — Il en avait été de même dans une autre opération du même chirurgien le 12 décembre 1890. Il avait fallu renoncer à l'extirpation, tant à cause des veines qui sillonnaient la surface, qu'en raison des connexions avec la région lombaire. La situation de l'orifice de la poche fut avantageuse pour l'exploration, lorsqu'il devint nécessaire d'en éliminer des débris gangrénés de paroi ; elle ne fut le siège d'aucune hernie, bien qu'un bourgeonnement champignonneux en ait temporairement inspiré l'inquiétude.

La section de la ligne blanche n'a cependant pas été adoptée par tous les chirurgiens.

Cimbali crut devoir adopter une autre incision dans son opération du 25 août 1887. Chez un tailleur de 18 ans, il se contenta de l'anesthésie locale à la cocaïne ; puis il incisa la portion la plus proéminente de la tumeur, suivant une direction

(1) Les expériences de M. Gérard-Marchand sont très démonstratives à ce point de vue. Lorsqu'on injecte du suif dans le mésentère au niveau de l'émergence de l'artère mésentérique supérieure, on obtient une tumeur allongée, décollant les deux feuillets et fusant entre d'autres départements artériels, sans cependant jamais dépasser la limite des premières arcades anastomotiques. *Le mésentère se décolle d'autant mieux, qu'on est plus près des vertèbres* ; le décollement devient limité et partiel, quand on s'approche de l'intestin.

(2) Arékiou. *Thèse de Paris*, 1891 ; p. 129.

oblique au-dessous de la ligne mamelonnaire ; le kyste fut ensuite incisé largement ; la main fut introduite dans la poche ; une contre-ouverture fut faite dans le flanc droit pour faciliter l'écoulement des liquides hors de la cavité ; un gros drain fut installé et un lavage de la poche fut pratiqué au moyen de l'eau boriquée. Pendant plusieurs jours une hémorrhagie abondante affaiblit le malade ; puis il s'écoula des matières fécales par la plaie. Plus tard l'écoulement fut un liquide séro-sanguinolent, mêlé de matières fécales et de plaques de substance calcaire, (dont le chirurgien avait senti la présence au cours de son exploration manuelle de la surface intérieure du kyste). Pendant les trois derniers jours, survinrent des accidents tétaniformes, trismus, opisthotonos, collapsus. La mort survint le 13 septembre, 19ᵉ jour. A l'autopsie, on trouva la cavité kystique presque disparue, mais aussi une péritonite adhésive diffuse et une perforation du colon ascendant (1). — Ce fait est peu connu ; mais il suffit pour ne pas accréditer la portion la plus proéminente comme un lieu d'élection pour l'incision.

L'incision de la ligne blanche se fait d'ailleurs là, où le kyste est le plus accessible. C'est ainsi que M. Terrillon fit, le 6 novembre 1887, son incision médiane depuis l'appendice xyphoïde jusqu'à l'ombilic. Il fit encore de même dans son opération du 27 mai 1889 et réussit tout aussi bien, tant pour l'acte opératoire, que pour ses résultats éloignés.

Il faut donc admettre la règle de l'incision de la ligne blanche, — comme pour toute laparotomie exploratrice, — laissant au chirurgien le soin de préciser son siège exact et ses limites, selon les indications spéciales de chaque cas particulier.

On comprend qu'une laparotomie, suivie d'une marsupialisation, soit déjà difficile à faire accepter auprès d'un malade très déchu. Il ne faut cependant pas y renoncer trop légèrement ; et il ne faut pas pas préconiser trop tôt le pis-aller de

---

(1) Cimbali. — Cisti da echinocco del mesentere ; *Riv clinica di Bologna*. 1887, VII, 698-715 ; — Cf. *thèse* Arékion. p. 86.

la ponction : il faut tenir compte des *déceptions*, qui s'ajoutent aux *dangers* de la ponction simple. Winiwater a trouvé, chez un enfant *débile* âgé de 4 mois, une grosse tumeur de l'hypochondre droit. Il en retira, *en plusieurs fois*, 3 litres 400 de liquide laiteux, qu'il attribua à l'obstruction du canal thoracique (1). — Au lieu de cette série de ponctions, une bonne marsupialisation aurait peut-être rendu plus de service. — Et, si cette forme de drainage avait été refusée par la famille, il restait encore la méthode préconisée par Récamier pour la région hépatique.—A. Richet l'a une fois appliquée avec succès. Un kyste séro-sanguin du mésentère fut ainsi ouvert par les caustiques, puis drainé. Les parois étaient épaisses, sillonnées de vaisseaux sanguins de gros calibre que A. Richet estimait avoir celui de l'artère humérale (2).

Cette méthode de Récamier n'a cependant plus beaucoup d'avenir en face des méthodes actuellement habituelles en chirurgie. C'est la marsupialisation suivie de drainage qui sera préférée, lorsque l'extirpation aura paru imprudente.

Il ne faut cependant pas exagérer la bénignité de la marsupialisation et la tenir pour une opération constamment exempte de toute gravité.

Dans l'opération elle même, il ne faut pas croire qu'il ne reste pas d'écueil à éviter. On l'a vu par la relation de M. Brasseur, — un orifice du volume du doigt suffit pour assurer le drainage ; — il n'est pas nécessaire d'exciser une portion de la paroi kystique ; — la guérison a été obtenue sans aucun lavage du péritoine. — Cette simplicité opératoire a été voulue : l'événement la justifie.

M. Carter a cru devoir faire mieux dans son opération du 13 juillet 1883. Il renonce à l'extirpation, parce que le kyste, exempt d'adhérences, « est entouré de grosses veines, » et lui fait « craindre une hémorrhagie redoutable » Il résèque tout

(1) Von Winiwater. *Mittheilungen ausdem Rudolphs-Spital in Wien.* 1877. *Jahresbericht.* II. 321. Cf. Klefstad-Sillonville. 59.

(2) *Union médicale* 17 juill. 1877.

ce qu'il peut de la poche et fait la toilette du péritoine. Ces soins, peut-être excessifs, n'ont pas empêché la mort six jours après l'opération. L'autopsie révéla une hémorrhagie provenant d'une grosse veine percée par l'aiguille à suture (1). — L'insuccès d'une opération aussi soigneusement conduite contraste avec les heureux résultats de la marsupialisation plus simplement conduite sans excision de paroi et sans toilette du péritoine.

M. Péan avait aussi essayé de l'excision partielle dans son opération du 5 décembre 1876. Les suites de l'opération furent « importantes » pendant la première semaine ; la fièvre fut « assez intense » Vers la fin de la deuxième semaine, malgré des lavages répétés, on retira du fond de la poche des caillots fétides, (le kyste siégeait dans le méso-rectum ;) puis il y eut une suppuration très abondante ; malgré cela, la guérison fut obtenue sans fistule (2). — Ces divers incidents post-opératoires ne sont pas non plus de nature à faire prévaloir l'excision partielle de la poche kystique.

L'excision systématique d'une portion étendue de la paroi kystique n'est donc pas à préconiser.

L'incision simple suffit.

L'étendue de l'orifice de la poche marsupiale est réglée par la disposition des sutures faites par le chirurgien. — Cette étendue devra être suffisamment ample, toutes les fois qu'il y aura lieu de prévoir l'élimination de débris crétacés, ou bien l'évacuation de lambeaux sphacélés. — Elle sera, au contraire, aussi restreinte que possible, toutes les fois qu'il s'agira d'un kyste séreux. Cette étroitesse donnera des garanties contre les menaces de hernie de l'intestin avant l'accomplissement régulier du travail de cicatrisation : M. Demons, de Bordeaux, et M. Mendès de Léon, ont été tous deux aux prises avec des difficultés de hernie secondaire pendant la seule année 1890.

(1) *Brit. med. j.* Londres 1883 ; — Cf. *thèse* Arékion. 84.

(2) *Diagnostic et traitement des tum. abdom.*

Lorsque l'orifice de la poche marsupiale est acquis, il reste à le fixer, soit à la peau directement, soit à la peau et au péritoine simultanément : cette seconde façon est préférable. Il importe peu que les points de suture soient faits à la soie ou au crin de Florence.

Quelques auteurs ne se bornent pas à suturer les bords de la poche kystique à une portion de la paroi abdominale, pour y créer une sorte de *marsupium*. — Ils croient devoir modifier la surface interne du sac.

M. Malins, dans son opération du 25 avril 1887, fit, dans ce but, le lavage de la poche à l'acide borique ; (c'était un kyste hydatique, duquel il avait évacué 60 à 70 *vésicules filles* du volume d'un œuf de poule) (1). — M. Demons fit aussi un lavage de l'intérieur du kyste hématique au moyen d'un liquide antiseptique, dans son opération du 12 décembre 1890. Il crut d'abord pouvoir se borner à drainer la plaie au moyen de mèches de gaze iodoformée ; mais, le 9e jour, il observa une rétention de liquide dans la cavité de la poche, fit un lavage au sublimé et remplaça les mèches par deux gros drains. Ces soins n'empêchèrent pas l'état général de devenir « désastreux » pendant les jours suivants. Le 12e jour, la paroi interne du kyste mésentérique se sphacéla ; on enlèva à coups de ciseaux les lambeaux superficiels. Le 15e jour, la plus grande partie de cette paroi sphacélée s'est éliminée ; et cette élimination ne se termina que le 29e jour. L'opérée est sortie guérie le 19 février 1891 (2).

Bien d'autres ont cru devoir faire des injections, ou des lotions de la poche, soit primitivement, soit secondairement, et avec des résultats très divers. Ce qui semble le plus certain, c'est que la surface du kyste est suffisamment modifiée, par le fait même d'une bonne masurpialisation, pour transformer le mode de vitalité de la paroi kystique, pour tarir son hypersé-

---

(1) *Transact. of obst. Society* ; London. 1888. Cf. *thèse* Arékion, 86.

(2) *Thèse* de M. Arékion, pp. 131. 134.

crétion et pour mettre l'opéré à l'abri de toute récidive. Il est par ailleurs bien établi que cette surface kystique est puissamment absorbante; et que, si elle a été le point de départ d'accidents toxiques par l'iodoforme et par l'acide phénique, elle pourrait se montrer également redoutable à l'égard de l'acide borique, du sublimé et des autres antiseptiques solubles. — Il convient donc de ne pas faire d'injections, ni de lotions, qui ne soient pas absolument justifiées par la nécessité.

Lorsqu'une injection désinfectante deviendra indispensable, il sera prudent de la faire au moyen d'un antiseptique insoluble, comme est l'eau naphtolée faible.

Les suites opératoires de la marsupialisation ne sont certes pas toujours absolument bénignes. — L'opérée de M. Rasch était affaiblie vers la fin de l'opération; il fallut lui faire une injection sous cutanée d'eau-de-vie. A son réveil, la malade, très agitée, se plaignant de douleurs abdominales, ne fut calmée que par une injection sous cutanée de morphine (1). — Celle de M. Mendès, de Léon, eut besoin d'une seconde laparatomie sept jours après la première, afin de réduire un prolapsus d'une anse d'intestin tuméfiée, qu'on ne pouvait réduire sans ce moyen. La marsupialisation du kyste mésentérique termine la deuxième, comme elle avait terminé la première laparotomie; et la malade guérit au bout de quatre semaines. — L'opération de Talley est relatée en termes très obscurs (2); il a été fait une marsupialisation et aussi des ligatures; elles n'ont pas empêché une hémorrhagie abondante, qui céda enfin à l'irrigation chaude. Le drainage fut fait au moyen du tube de Keith. Pendant 24 heures, le choc fut profond et prolongé, le pouls à peine perceptible; on fit une injection

(1) Arékion, *thèse*, Paris, 1891, p. 99; — Cf. Klefstad-Sillonville, *thèse*, Paris, 1892, p. 101.

(2) A. N. Talley. — Removal of a cyst of the mesentery; Recovery. *Med. record.* New-York; 1889; XXXV, 68. — Cf. *Thèse* Arékion. Paris, 1891, p. 101. Il s'agit d'un kyste séreux; c'est pourquoi M. Klefstad-Sillonville passe cette observation sous silence.

sous-cutanée de nitro-glycérine : on administra des stimulants à l'intérieur et on réchauffa les extrémités. Le 4e jour l'écoulement fut trouvé foncé et fétide ; on se servit d'un drain flexible et on fit des irrigations phéniquées chaudes dans le sac. L'absorption fut telle, qu'il y eut un abaissement notable de la température, qui fut combattue heureusement ; et la guérison devint complète six semaines après l'opération.

Les suites opératoires seront, comme toujours, d'autant plus bénignes, que l'acte opératoire aura été conduit avec une plus grande rapidité et une plus sincère simplicité.

La nécessité du drainage, si elle avait encore besoin d'être établie après les travaux de Chassaignac, serait démontrée par deux insuccès de M. Spencer Wels. — Le premier a été relaté par Baker Brown. Un kyste mésentérique est ponctionné; il en sort trois litres d'un liquide trouble, rouge-brun, inodore, chargé de caillots sanguins et de cholestérine. Spencer Wels ne draine pas la poche ; il se contente de la nettoyer et referme la plaie. Tout va bien au début. Le 9e jour, la cicatrisation est complète ; puis la malade prend de l'ictère et meurt dans la cachexie le 33e jour (1). — Le second a été publié par M. Spencer Wells lui même et il est moins malheureux (2) : la laparotomie, pratiquée en octobre 1888, a permis d'évacuer six litres d'une graisse de consistance demi-solide, mêlée de quelques faisceaux de fins cheveux, qui caractérisaient bien le kyste dermoïde. « Le drainage fut rejeté, afin de ne pas risquer de rendre septique une cavité vaste et profonde. On sutura la plaie aux bords du sac mésentérique et au péritoine ». La plaie guérit sans suppuration, bien que le pouls et la température se maintiennent au-dessus de la normale. En juin 1889, la plaie se rouvre et il s'en écoule du pus. En mai 1890, la

(1) Baker. — Brown. *the Lancet*, 1858 ; — Spencer Wels, *diag. et trait. chir. des tùm. abdom.*, trad. Keser. 1886 ; — cf. Delmez ; *thèse*, Paris, 1891, 63, 64 ; cf. Arékion : *thèse*, Paris, 1891, 83.

(2) *Brit. med. j.* 1890 ; — cf. Arékion. *l. c.* p. 102, 103.

cicatrice, soulevée, a l'aspect d'une hernie ombilicale et laisse encore subsister un étroit orifice fistuleux.

Cependant M. Arékion admet que « l'opération peut se faire avec ou sans drainage. — Quelques chirurgiens, pour rendre la guérison plus rapide, ont réséqué une portion plus ou moins grande de la poche, ce qui a rendu moins grande la cavité à combler ».

L'excision partielle de la paroi a été faite, en effet, par M. Rasch, qui ne s'était pas privé du secours du drainage : il avait, dans ce but, employé la gaze iodoformée dans son opération du 22 mars 1889 ; mais, le 25 avril, il est amené à supprimer ce tamponnement et à le remplacer par un drain, qui sort un mois plus tard et laisse la malade guérie (1). — Dans son opération du 20 avril 1889, M. Gusserow, de Berlin, trouva des adhérences au grand épiploon et à la vessie ; reconnut de gros paquets de veines variqueuses et à parois épaisses et vit, après ouverture de la poche, un liquide grisâtre s'échapper doucement par de petites ouvertures placées à différents endroits dans les parois du sac et se vidant dans l'intérieur de celui-ci. Il enleva au bistouri la plus grande partie de la paroi du sac et sutura les bords de ce dernier à la plaie abdominale, non sans avoir bourré légèrement la cavité par de la gaze iodoformée. Le sac se rétrécit ensuite peu à peu ; il cessa de sécréter à partir de la septième semaine et fut guéri au bout de deux mois. — C'est encore la conduite qui fut adoptée par M. B. Carson, de Saint-Louis, le 3 mars 1890, et qui se termina par un succès, malgré une ponction faite trois mois auparavant.

M. Malins crut devoir choisir un tube à drainage en verre à la fin de son opération du 25 avril 1887 ; mais il le remplaça, au bout de 15 jours, par un drain en caoutchouc.

Chez son opérée, (rendue fameuse par une seconde laparotomie faite deux mois après la marsupialisation), M. Löhlein

(1) *Transactions of the obstetrical Society of London.* 1889.

avait bourré la poche de gaze iodoformée. Le 4e jour, il renouvela le pansement et vit sortir une sérosité claire sans mauvaise odeur. Le 13e jour, un drain en caoutchouc fut placé à la place du drainage en fil de soie ; il pénétrait à 4-5 centimètres. Le 77e jour, pendant la seconde laparatomie, le sac ne contenait plus de traces de sérosité. La guérison s'est confirmée.

M. Terrillon n'a excisé une petite portion de la paroi du kyste de sa malade de 18 ans, qu'en vue de l'examen histologique : il fixa les bords du sac à la plaie abdominale et remplit la cavité de gaze iodoformée. Il eut des accidents toxiques dûs à l'iodoforme, accidents, qui ne cessèrent qu'après la suppression de la mèche (1). — Ce fut pis pour son opérée du 27 mai 1889 : deux heures après l'opération apparaissent des accidents imputables au drainage par la gaze iodoformée, délire, vomissements, agitation ; la mèche fut supprimée ; la cavité fut lavée ; et les accidents cessèrent. On ne peut se défendre de rapprocher la rapidité de l'apparition des accidents toxiques de la nature spéciale de la paroi de ce kyste, qui était un kyste séreux. — Le même chirurgien avait placé deux gros drains après son opération du 6 novembre 1887 et n'avait eu aucun accident.

M. J. Carson a également bourré la cavité kystique de gaze iodoformée ; il n'eut cependant pas d'accidents.

M. Rasch fit de même et renouvela plusieurs fois ce pansement, qu'il appelle un tamponnement ; mais il fut amené à y renoncer le 35e jour à cause de la rétention : il eut alors recours au drainage ordinaire. Son opérée fut guérie au bout de deux mois. — On peut se borner à des moyens très simples : un drainage ordinaire, sans injection antiseptique et sans addition d'iodoforme. Il n'en faut pas davantage pour réussir.

Le sujet de l'observation de M. Brasseur a considérablement maigri, sans que des sueurs, ni de la diarrhée, ni de la diète aient pu en fournir l'explication ; non plus que la quantité du

(1) *Bull. et mém. de la Soc. de chir.* Paris, 20 mai 1891

liquide perdu. — Chez sa première opérée, vigoureuse jeune fille de 23 ans, toujours bien portante jusque là, M. Terrillon a également signalé « un amaigrissement notable », bien que les suites opératoires eussent été bonnes, et le trajet fistuleux tari trois mois après l'opération. — On peut se demander si la cause de cet amaigrissement doit être recherchée dans la paroi kystique elle-même, ou bien dans ses connexions avec le grand sympathique de l'abdomen. C'est un intéressant sujet de recherches pour l'avenir.

Quoiqu'il en soit, M. Brasseur complète son observation par les notes suivantes :

Le 10 octobre. l'opérée est prise de frissons violents, de sueurs et d'une élévation appréciable de la température, (antipyrine un gramme).

Le 11, les points de suture sont enlevés : la réunion est obtenue sans aucune particularité notable. Le ventre demeure tendu, bien qu'il ne soit pas sensible à la pression. La sonde, qui fait office de drain, est retirée de l'orifice de marsupialisation ; tout aussitôt s'écoule un liquide, non plus citrin, mais d'un jaune plus foncé, d'une consistance un peu visqueuse ; la quantité peut en être évaluée à 300 gr. environ. Immédiatement le ventre diminue de volume et présente des plissements transversaux ; et la fièvre disparaît.

Quelques jours plus tard, l'opérée retourne dans son pays avec la sonde à demeure ; mais celle-ci n'est même pas conservée une semaine. — Le suintement diminue progressivement et disparaît six semaines après l'opération.

Le 10 novembre 1893, elle revient à Lille, ne souffre plus, se nourrit bien, mais demeure encore amaigrie et affaiblie. En l'explorant très attentivement, on trouve encore une différence appréciable entre ses deux fosses iliaques. En procédant par comparaison, on reconnaît la dépression de la fosse iliaque droite plus profonde et plus régulière que la gauche : cette différence est visible lorsqu'on fait une inspection comparative dans de bonnes conditions pour sauvegarder la symétrie des deux côtés. La palpation révèle une consistance quelque peu pâteuse dans les couches profondes de la fosse iliaque gauche et du flanc gauche. Cette masse pâteuse adhère manifestement à l'orifice du marsupium temporaire. Cet orifice se trouve actuellement froncé par une rétraction qui le relève de bas en haut ; il se trouve toujours à égale distance de l'ombilic et de la symphyse pubienne. Le suintement qu'on y observe est tellement minime, qu'il semble attribuable à l'insuffisante propreté de la malade, qui ne s'est pas crue autorisée (!) à se laver le ventre depuis sa sortie de l'hôpital.

De ce mémoire, qui est plus long que je l'aurais voulu, je conclus :

1° Les kystes séreux vrais du mésentère ont leur origine dans le système chylifère, aussi bien que les kystes chyleux de la même région :

2° Leur traitement peut être rapidement curatif par l'extirpation, si le kyste est peu volumineux et facilement énucléable ; leur traitement doit se borner à la marsupialisation, si le kyste est très volumineux ; si son siège répond aux portions les plu inférieures du mésentère ; si son insertion en arrière s'étale er une très large surface ; si les manœuvres d'extirpation exposen à une hémorrhagie grave ou à une gangrène partielle d l'intestin.

LILLE. — IMPRIMERIE L. DANEL.

www.ingramcontent.com/pod-product-compliance
Ingram Content Group UK Ltd.
Pitfield, Milton Keynes, MK11 3LW, UK
UKHW022137190726
13855UKWH00003B/1198